精神科臨床の自由

—記述・暦・病跡学—

著
杉林　稔

星和書店

The Freedom of Clinical Psychiatry

Description, Calendar, Pathography

by
Minoru Sugibayashi, M.D.

はじめに

本書は私の四冊目の単著であり、『精神科臨床の足音』（二〇一五年）以来となる。二〇一四年以降に発表した論文やエッセイを集めた。

サブタイトルに示したように、私はこの間、「記述」と「暦時間」と「病跡学」に力を注いできた。

「記述」は、私の駆け出しの頃からのテーマであり、最初の著作『精神科臨床の場所』（二〇〇七年）で扱ったが、それ以上展開させることができず、足が遠ざかっていた。いくつかの単発的なテーマを渡り歩いたが、そろそろ腰を落ち着けて自分のライフワークと言えるようなものに取り組みたいと思うようになり、「記述」に立ち帰ることにした。幸い、近くにある大阪大学で、西村ユミ氏主催の「臨床実践の現象学研究会」（後に学会）が二ヶ月に一回開催されており（首都大学東京と交互開催）、哲学の榊原哲也氏や村上靖彦氏が主要メンバーとしてタッグを組まれていた。私は二〇一三年から参加させていただいており、本書でも紹介しているように、私にとって大きな刺激になっている。

第Ⅰ部は記述というテーマへのトライアルである。音楽療法士へのインタビューは大変興味深いものだった。その生き生きとした息遣いが伝われば嬉しい。正岡子規の写生と精神科の記述と中心気質概念とを結びつけた論考では領域横断的なダイナミクスを求め、太陽の塔と岡本太郎の家族の力を借りて臨床とは何かについての斬新な表現を試みた。

第Ⅱ部には記述についての概説を収めた。第Ⅰ部のように具体的な対象を記述することは楽しいことだが、「記述とは何か」という総論を展開することは私にとっては苦しい作業であったが、自身の立ち位置を明確にするために必要な作業でもあったと思う。

第Ⅲ部の「暦時間」は私としては大発見したつもりでいる。かねてより時間論に関心を持っていたが、主観的時間と客観的時間という二元論的思考から抜け出せずに閉塞感を感じていた。私たちの生活感覚、とりわけ臨床感覚に根差した時間論はないものかと思案を続けていたら、ふと降りてきたのである。今までさほど気にもとめなかった暦という時間構造が輝き始めた。それ以来、せわしくも楽しく思考する日々が訪れた。なんとか論文にまとめたが、精緻なものにならず、素描にとどまっているのが惜しい気がする。私は素描しか書けない体質らしい。我ながらいいアイデアだと思うので多くの人に知ってほしいと願っている。

ここ数年の私の「病跡学」は、この「記述」と「暦時間」というテーマが現実の人物の中でどのように衝突し発火するのかを明らかにする事例編であった。正岡子規、岡本太郎に続いて、庄野潤三の小説を気質＝文体論とともに暦時間構造による健康生成として論評した。他に、日本病跡学会誌巻頭に掲載された「エディトリアル」エッセイ二本を収めた。病跡学の新しいスタイルを提示したつもりである。

目次

第Ⅱ部　記述をつかまえる

第Ⅲ部　暦をつかまえる

第Ⅰ部　記述する

音楽療法士がきりひらく時空間

I．はじめに

1．インタビュー背景

杉林（第一著者）は急性期総合病院に勤務する精神科医であり、がん患者を対象とした緩和ケアチームの一員として活動していた。二〇一三年九月より緩和ケアにおける代替療法としてチーム活動の中に音楽療法を組み入れた。音楽療法士歴十六年の松田恵理子（第二著者）が初回から継続してセッションを担当した（月二回ペース）。当院は緩和ケア病棟を有しないため、対象患者の状況にあわせて、病室やリハビリ室という場で、個別・集団をおりまぜながらのセッションであった。杉林は各セッションのコーディネートを行うとともにすべてのセッションに立ち会った。音楽療法が予想以上に患者に大きな喜びを与えることを目の当たりにした杉林は、その秘訣を知りたいと考え、音楽療法士がセッションの場面で何を見、何を感じているのかに焦点をあてて、松田に約一時間のインタビューを行った。

2．方法と目的

杉林はインタビューの録音を繰り返し聴き、言いよどみや声のトーンの変化などをも拾い上げた完全逐語記録を作成した。本論では、松田の語りの豊かさを大切にし、逐語記録そのものをふんだんに呈示しつつ、セッション中に音楽療法士がきりひらく特有の時空間について、リアルな臨床感覚に開かれた考察を試みる。

3．注釈

松田は音楽療法士がセッションにおいて創出する「音楽の共有時空間」（以下、共有時空間と略す）について研究するメンバーのひとりであり、杉林もその研究会に参加した経験がある。「共有時空間」とは大前哲彦の提唱によって関西の音楽療法士のグループが研究を進めている概念である。インタビューを行った時期は、この概念が松田・杉林の間のホットな話題になっていた時期であり、期せずしてインタビュー全体の主要テーマにもなっている。

本論ではこの「共有時空間」という言葉を、音楽療法士がそのセッションを通じて対象者と共に作り出そうとする特有の時空間、と暫定的に定義しておく。

インタビューは、十回目のセッション日に行われた。その日は三人の対象者があり、それぞれ個別のセッションを行ったのちのインタビューであった。またその約一年後に振り返りの面談を行った。そこで得られた「語り」の一部を後日コメントとして脚注に記す。

また、語りの引用において、［］は杉林の発言、（）は杉林による補足的説明、注釈である。考察の対象とした語りの言葉は**太字**にしている。

Ⅱ．語り

語りの流れを振り返ってみると、以下の六つのテーマが、順を追って出現している。

一　セッション前の導入
二　セッション中の展開
三　空気感
四　文化

五　曲間のトーク
六　共有時空間
この順に沿って、語りを提示する。

1．セッション前の導入

まずセッションをはじめるにあたって、対象者についての事前情報が先入観にならないように心がけていることが話された。

ああ、はい。今日はじめに会った方が、あのー、一番最初に情報はいただくんですけども、情報は情報として、うんなんというのかな、まあひとつこっちのペーパーとして持っとくんですけども、それは全体ではなくって、ごく一部の情報として、私は、**おく**ようにしてるんですね。

ここでさりげなく使われている「おく」という言葉に注目しておきたい。取り上げない、置いておく、放っておく、という意味と、いつでも取り出せる場所に置いておくという意味があるだろう。

で、やっぱり、それは、私の中では三割ぐらいの情報として、で、七割何かって言ったら、入ったときで大体五割ぐらい、で、入ってて話をやりとりしはじめて残り二割ぐらいがこう自分の中で**重なってくる**というようなところでいつも私はなんとなく。

この「重なる」については後日コメント[*1]で、さまざまな情報が自分の中でぴったりと一致する、合致する、という意味合いだとされた。

続いて、対象者の体全体を見て生活の様子をさぐっていること、その場の空気を読んで対象者とのパーソナルスペースを読み取るようにしていることなどが語られた。多彩なオノマトペが出てくるのが特徴的である。

入った時の空気に、一番最初入ったときは、「あ、今日は無理だな」っていうのはやっぱりあったんです。［今日の最初の人ですね。］最初の人です。だから後ろから**ぺっぺっ**と音鳴らしてみて

＊1　後日の松田コメント（以下同じ）「伝聞情報はまずは保留しつつ検証を続け、自身が得た情報とがぴったりあう、合致しているかどうかを確認しています。」

私一応、目は開けはらへん、薄目くらいしか開けはらなかったので、**ぺっぺっ**と鳴らして、見て、んー、で、その時の反応を見た時に顔をしかめて「いやっ」という拒否だったので、でもうあれ以上は入らないほうがいいなあと思って入らなかったんですけど、二番目の方は、顔をしかめても、私目はどうのこうの、と言いながらも**チラーッ**とこっちを見てはったんで。こう手をこう頭にやりながらも見てたので、なんとなくじゃいいかなーと思って。ただ、**どかっ**と入ってしまうとすごく警戒しはる人だと思ったので、あのー、姿勢としたら、ちょっとこう体を片足だけ少しこうおいて、何というのかな、**どかっ**とすわって、**がっつり**とやるのではなくって、少し、**ちょこっ**とこう「横からやってますよ」ぐらいのほうがたぶんいいだろうなと思って、

「どかっ」は鋭い衝撃音である。事象の強度をあらわす表現でありそれゆえに音楽的表現でもある。また、「どかっ、がっつり」に対して「ちょこっ」という言葉が対比的に使われている。

（あるセッションでキーボードを置く位置を対象者のベッドからやや離れた位置にしたことについて）私なんか入り口の方にいましたよね。あの時に、やっぱりここからやろうと。［個室

でやったときですね。」個室でやった時に。やっぱあそこ（ベッドに近い位置）はご家族さんのエリアで、先生とか直接関わる人のエリアで、私はその、いち、つう、こう、エ、エリアの、なんて、と、と、**通過するひとりとしてさらりと**、私は通過するひとりとしてありたいなと思うから。ここからは。でも音楽は、離れてても伝播するというか。伝わっていきますよね。だからどんだけ離れてても聞こえたらその人には伝わるので、そこを自分ではうまく使おと。そばに寄って手を触らなくても、音楽というツールがあるから、私は少々離れた所で距離を保ってもその人の心の中に**すーっ**と入ることができるし、

ここはいつも流暢に言葉が出てくる松田にしては珍しく、言葉につまりながら語った場面である。また「個室でやった時に」という発言は杉林の発言が終る前に重ねての発言であり、これも松田には珍しいことだった。その意味でこの場面は、松田のまだあまり言葉になっていなかった潜在的な考えに初めて言葉が与えられた場面であったと考えられる。そのようにして得られた「通過するひとりとしてさらりと」という言葉には深い含蓄が感じられる。

また、心の中に自然に入る音として「すーっ」というオノマトペが使われていることにも注目しておきたい。

2．セッション中の展開

次にセッションが始まってからどのように展開させるかが語りのテーマとなった。音楽に入り過ぎることの危険を指摘し、音楽は暴力になると語り、セッション中の対象者の反応を刻々と観察しながら曲目をどのように選択したかについて具体的事例（その日の二人の対象者）に即して語った。

また入り過ぎちゃうことがあるんですよね音楽はね。あまりにもその人にとって心の負担になるような音楽がかかったときは、ものすごくしんどいことだと思うので、だから、さりげなーく、いつも弾いて、様子は見てはいるんですけど。一番怖いのは、今日の二番目の方が一番怖いですね。横を見て、ずーっと遠い瞳でいろんなこと考えておられて。口には出されてないですが、いっぱい思いがあって、ほんで、頭をずーっと振って、知ってる知ってる、って。

ここではある種の不具合の表現として「ずーっ」が使われている。*2 後日コメントとあわせて考えると、「ずーっ」はある種の内省状態をあらわしているのかもしれない。

ただ、あのー、なんと言うのかな、プライドもすごくたくさん、他の人よりも高くて、だからあんまり幼稚っぽい歌は嫌なのよ、もうちょっと高尚、高級なのがいいわ！っておっしゃる。うん、でもそういうなかでだからといってあそこで本当にクラッシックをやってしまうと、おそらくそこまでは、し、うん、話しながら、あんまりおっきなクラッシックの…お好きはお好きだけども、その、本当に音楽系の詳しさではなくって、プライドからくる、嗜好かな、というのが。そこらへんを。［それはどこでわかったんですか。］これね、話しながら、そうなんですよ。最初だから弾くときに、曲どうしようかなと思ったときに、ゆっくり昔の歌から入れていったんですよ。だから、演歌弾かなかったんですよ。演歌はたぶん「嫌だわ」っておっしゃるような気がしたんで、で、英語もお茶もお華もあれもこれも教えておられたっていうところに、ひとつ、音楽専門の人というのはそういうことやれる時間はないですよね。だからあれもこれも、じゃあ教養としての音楽だろうと。だからある意味趣味人としてこれだけのことをやってきはった、だから、本来は音楽がすごく得意ではなくって、教養の一環として音楽を持ってはったんやろうと思ったので、あんまり、深く、本当にそのオーケストラのことと

＊2「私と向きあってなくて別の方に意識が向いていると感じてました。」

か、いろいろあの曲が、とかっていうときにつっこむと、本人さんに、プライドをね…、だから、あ、ここはちょっとひいたほうがいいやと。だからあの時間難しいんですよ、どこでしようかなって。どこで落そうか、ということで。美空ひばりを弾く時に、どうかな、と顔を見ながら、でも、「柔」とか「悲しい酒」とかああいう人ではなくて、ずいぶんこちらのほうの最近の歌でポピュラーな歌で、そしたら首（を縦に）振らはったでしょ。

で、SMAPの「夜空ノムコウ」かな。あれを弾く時は賭けだったんですよ。なぜあれを弾いたかといったときに、たぶん小耳にははさんではっても、曲は出て来なくても、知ってるっておっしゃると思ったんですね。なんで知ってるって言わはるかといったら、こちらの方がいらっしゃって、後ろの方いてはったから、あそこに、あなたたちは知らなくても私は知ってるのよ、というところをたぶん、そこに気持ちよさがあると思うんで、だからこれご存知ですか、ああさすがですね～みたいな話なんで。するとこっちから「ああ、よう知ったはる」みたいな声が出て、するとすごくいい顔しはるんです。うん。だから、ベタベタな歌謡曲ではなくって、少し。で、最後に、イエスタデイ・ワンスモアがたまたま出てきて、なんか外国の曲なかったっけと思いながら。で、いろいろ、ビートルズとか思ったんですけど、いやビートルズはだめかなと。うん、あのー、どっちかといえば、やんちゃな音楽ですから。じゃ、誰かな、って思って。あ、確か、カーペンターズあったな、と思って、あれ（楽譜本）をざーっと広げて。そしたらやっぱりその私たちも英語の歌の導入とゆったらイエスタデイ・ワンスモアというのはすごく頭に出てきたんで、これかなと思ったら、すごく気持ちよく聴いてくださったんで。うん、だから、あれがいいかなーと思った。だからやっぱり一番難しいタイプですわ。**どこまでいこか**、とか。うん、

「どこまでいこか」。後にあらわれる旅のモチーフがすでにここで顔を出している。曲をいく、という表現は一般的に使われるが、多くの曲の中からその曲を選ぶという意味と、その曲をともに楽しむことでどこかに行くという意味とがあるだろう。[*3]

だから…そうですね、最初楽器をこうやって、なんかこう、楽器遊びするほうがいいかなーって、みなさんに迷惑になるというのを気にされてたんで、だからキーボード出すのに。あれで

＊3「時空の旅に出ている感覚ですかね。のび太のドラえもんの時空の旅、という（笑）。動けない患者さんたち相手だから余計にそう思うのかもしれません。」

もね、いきなりキーボード出してたら、たぶん、もうやめて、ということにならはるから、だからちょっとだけ、こう、楽器を出して、導入でやって、ちょっとやってみて、いやいやそれじゃなくてもうちょっと違うのがいいのよ、と、はいじゃあこれ、あなたが言ったよね、という（笑）、そこから話は持ってきたんで。［周りの方もね、楽器の音を聴いて、ああ何か始まるなと。］うん、いいノリで。本当は、椅子の位置をテーブルの位置を私はこっちに持ってきて、後ろの方にも聴こえるようにするのが普通は王道なんでしょうけど、なんであのまま動かなかったかというと、あの方が横をむいてこう、窓を向いてずーっと聴いておられたんで、あれは、やっぱ、横から見てもらおうという、こっから見てもらうあれですよね。あれで私こっち向いちゃったら全然ここに空間ができないですよね。だから、時々は振り返るけど、基本的にはあの方を見ながら。うん、弾いて。でもじーっと見るわけにもいかないし。目を適当にこう…しながら。［右側が見えにくい。左側が見える人なんですよ。それもあると思うんです。見える方をこちらに向けられるというのは。］うん、なんかこう、外見ながら、こう…知ってるよ、知ってるよ、というのがね…やっぱりね。だから歌ってくださいとも言わなかったし、楽器鳴らしてくださいというのも基本的に、まあよかったら、という感じで**ポンとおいて**…無理強いしたら壊れちゃうような…うん、ものすごく微妙な、難しい時間でしたね。

後に頻出する「ポン」がここで初出している。最初に注目した「おく」と結びついている。「どかっ、がっつり」↓「ちょこっ」↓「ポン」へと発展している。またそれにつれて、自分のそばに「おく」から、相手のそばに「おく」へと移行している。*4 後日コメントに見るように、ここでも種々の情報の完全な合致が重要となる。

一番ね。うん…空気感というのか。なんかね曖昧な。[最初にご本人と会った時に空気感を感じられますよね、で、僕から見ているとすごく短時間でいろいろと変化があると思うんです。空気感自体が。その時間がすごく短いんですよ。音楽が始まり本人の気分や雰囲気が変わっていくのがすごくあっという間という感じがするんですが、そこは…変化というのは刻々と感じておられるんですか。」そうですね、うん、じーっと見てますし、だから次何の曲やろかって。

「ずーっ」と「じーっ」とが使い分けられている。「じーっ」は対象から意識を外さない様

*4 「さまざまな情報がぴたっと合うことによって楽器の選択が決まるからポンと置けるんです。」

子をあらわしているとともに、実際に「じーっ」という音が鳴っているという。*5 音楽療法士ならではの感覚であろうか。

だから時々（演奏を）間違えるのは、次のこと考えるからで（笑）。間違えるんですよ。専念して弾いていたらとっても気持ちいいですけど、あれしてこれして…〔常に考えながらやっておられる。〕考えてます。〔次何しよ、次何しよと。〕うんだからあの歌うたわれへんのは、こっちで考えてるんで。思考がずーっと、ものすごい高速回転してますね、自分の中では。〔そうでないとあれだけ…でも見ているとそんな風には見えないんですけど。〕そうです、見せないよーに。ものすご白鳥みたいに足バシャバシャバシャってやってます（笑）。ものすごやっぱり消耗はしますね。うん、あのーデリケートに。

セラピストのバックヤードでは思考が「ずーっ」と高速回転しており、その代償は演奏のミスなどにあらわれる。それでも松田は「じーっ」と見ながら「ずーっ」と考え続ける。

なんでって、自分もそんなふうにデリケートに扱われたいですもん。だって、そんなん、他人さんがいきなりきて、音楽鳴らして、聴いてね！とか言って、**ズカズカッ**と。だからあの私、音楽は暴力になるというふうに感じてるんですね。聴きたくない音楽を聴かせられることは暴力だ、といつも思うので、街中にいっぱい音楽が溢れてて、私は耐えられへんと思うんですけど、だから私ら音楽療法士、いつもそれは言うんですけど、これなかなかみなさんにわかってもらわれへんのですけどね。音楽はみんなが受け入れるっていうふうにみなさん音楽療法士思わはるんですけど私は違うと思って。音楽は時によって暴力にもなるし、副作用がないとか害が少ないとか言うけど私はものすごく心にダイレクトに入るから私はすごくその処方箋まちがったら一番怖いと思うから。なんかむき出しで、こう**ドカズカッ**って入っていくのはね。なので非常に怖いです。

「ズカズカッ」、「ドカズカッ」は暴力の表現である。「じーっ」と、「ずーっ」とはそのような暴力に至らないための方策であった。

続いて、次のような言葉。

＊5「ベースがこうなんです。いつも音がするくらいじーっと見てます。」

うん。だからこう、ゆっくり入っていって、様子見て、つかまえたら今だあ!って思って突っ込みますけどお(笑)。なんかそういう今だあ!って思って突っ込む場面はあるんですけどね。

慎重なアプローチを重ねながらも「つかまえたら今だあ!って突っ込む」というのは、バレーボールのクイック攻撃のような速攻を連想させる。[*6] かと思うと、

…最後の方の「サボテンの花」をちょっと弾きますね〜と言ったときに、どうしようかな、そろそろ終わろうかな、と思った時にスーッといったときに、[*7] あのときに空気がガラッ!と変わりはって。うん、すごいしんみりしはって。やあ涙ぐみは、でも、ぐううってね、ええ、くるところが。[紙で顔を隠さはりましたけどちょっとね。]声がね、ひっくり返りはったから、ガラッと変わらはって。あの瞬間になんかこう心の中がたぶんいい意味で、ああいい時間だったなって。うん、そういうふうに思ってもらえたら。[僕にとっても意外な展開でした。あそこから曲をいろいろまたあるのかなと思ったら一曲で終わりましたよね。前回よりも時間的には短かったですよね。]短いです。[終わってみればちょうどよかった感じで。]たぶん、そうですね、やっぱりだから、うん、あそこで完結して、**さらっと**帰ってくる方が、あのあとしんど

くなくていいじゃろう、という。ふふ。

と、対象者の心を掴んだと思ったらさらっと引き上げて余韻を残すという引き際の妙が語られた。

3．空気感

それから話題は「空気感」に移り、松田が別のところで関与している重症心身障害児たちの話が出る。

言葉のない子供たちとか、そういう人たちと接しているうちに、なんとなく、ちっちゃな微細な動きだったり、ちょっとしたなんかこう、しぐさで、なんかその子たちの思いとか感情を、やっぱり日常的に接することですごくよく感じるようになって、だから、あ、この子、喜んでる、

＊6「これは鳥が突然水中のエサを捕獲する感覚ですね。」
＊7「タイムマシンが帰ってきて着地した感じ。旅が終わった感じ。」

とか、あ、私来たより若い子来たほうが喜んでるよ、と言ったら、そうなんですよー!ってお母さんも言ってくれはるし。うん、だから、なんか、入った時の、うん、その人の持つ、「きょうは…」という思いが、なんとなくそこから、いろんな仕草から、いろんなところから感じますね。これは何て、うまく言われへんのですけど。［音楽とはまた別ですね、そこに音楽を乗せておられる感じ?］そうですよ、そうです、そこに情報を、自分の中にいろんな情報を入れて、

ここでは、松田の空気感の読み取りが、重症心身障害児たちの示す些細なサインの読み取りの繰り返しが基礎になっていること、そのような読み取りの上にさらに情報を重ねていく作業に音楽も加わることが示されている。

だから、最初は仮説から入るんです。もしかしてこういうことを思っているかもっていうふうにして、自分でまずぽんっと、まず頭の中に仮説が立つんです。んでそこでたぶん仮説にもとづいていっぱい検証するんですよ。でそこで、あっそうかなって思うと割と当たってたりする。間違える時ももちろんある。仮説があわないときもあるんですけど、だからたぶん絶えず仮説、検証、仮説、検証の作業を頭の中でし続けてるんだと思いますね。

はじめにキャッチした空気感を足がかりにして音楽的介入による仮説と検証を反復するという作業がセッションを展開してゆくようである。

だからはいじゃあこれ回してみたら、目が、だから何を見ているか、だったら、音よりもこの動きによって目がどう動いている?とかいって、それによって手が出ようとするときの瞬間の指先が微細に動く瞬間をすぐにとらえて近くにそれを持って行くんですよ。持って行ったらその、たとえばその手が、重身の子たち、手が出にくい子たちも、指がこうちょっと動いただけで、叩こうと思ってるかな、とわずかな仮説が立ちますよね。ほんならこれをこのままそーっと太鼓の上に乗せてあれをしゃーっとやると指でこう…あ、動いた動いた、と言うと、やっぱりお母さんたちは、ああすごいっていう。うん、だからその子たちの行動をちっちゃな行動を言葉に直したり、うん、ずっとそういうのは見てますね。私は、ですけどね。

仮説と検証の反復の具体的な様子が生き生きと記述されている。重症心身障害児とのかかわりで磨かれたこのような感性がわれわれのセッションでも活用されているのだろう。

4．文化

文化の話題がそれに続く。三人目の対象者とのやりとりを振り返り、音楽はせずにクイズ遊びなどを通して対象者の年代や世代、仕事の内容などから対象者の文化を把握することに努めていたという。

だから時間かかったんです。やりながらね。どんな歌が反応いいかなというのは最初に見てますね。ほんで「サボテンの花」（歌のタイトル）が出てきた時に、ああそうかそうかって。カラオケ行って僕はね、こうやってこうやってっていったときに、**ああわーかったそういう人だって**（凄みのある声色）。大騒ぎをする人じゃないんだと。ちょっといい所で歌ってはる人を静かに聴きたいと。やあ、わかったわかった、と。それで少しずつ。でやっぱり昔の話とかいろんな話が出てきて、で、負担のない程度にね。

松田が対象者の文化的背景を鷲掴みにした瞬間の語りである。「ああわーかった」と言う時の声には凄みがあり、魔法使いのような声色になった。

5．曲間のトーク

その後話は共有時空間に向かうが、途中、曲間のトークについての話が挿入される。提示の都合上、このテーマを先に取り上げておく。

ずーっと音楽流してるだけだったらやっぱりそこまでは変化ないだろうし。だから言葉を使って相手との距離を縮める、縮めたところで音楽をする、音楽をすることでその人の心にすっと入る、言葉を使ってリラックスしてもらう、うん。んでまたそういう繰り返しでその人との関係を築いていって。んならこっちとの音楽だけで言葉がなんかこう、対話が成立するような。もっと淡々と音楽をやっている方もいらっしゃると思うし、音楽そのもので変化を見ていかはる人もいてるけれども、それは、言葉のない人たち。例えば重身の子たち、自閉症の子たちにはそれがすごく有効だけども、私たちはもう言葉を獲得しているし、大人の人の場合は、やっぱり関係性というのは音楽だけでは築けないだろうから、言葉で。ええ。お互い気づきながらやる。

曲間のトークと音楽との反復は、強いリズム性があり、覚醒しつつ眠り込むような、不思議な陶酔感をもたらす。それは、トークと音楽とが交互に連打されることで織りなされる独特の音楽空間である。

先に引用した「やあわかったわかった」の話に続けて、再び引き際の話になる。

うん、だからやっぱり感情の奥底までは、継続しないんだから、触れないですよね。日常的にもっとこうサポートができるんであればできるんだけれども、そこが私はそこじゃないから。子育て支援とかだったらさわれるんだけども、この場合はまたそれとは違うので、だから、引き際というのは、心の中の柔らかいところをさわる手前で、ここにあるよというところだけ教えて帰ってこようかなと。いつも思うんですけどね。そしたらその人らしく、なんか、なるんじゃないかなーと。その人らしさ、本来の、なんか、そういうところを思い出して、よい時間にしてもらえたらなーって。社長さんとか、そういうペルソナとか全部置いて、個人として。ちょっと戻る時間があってもいいかなって。それが個室だから保証されますよね。総室（相部屋の意）ならそこまではやらないですね。［個室だからこそ。］そうですね、そのへんの環境もやっぱり考えますね。総室ならあそこまではやらないです。うん。なんかもう、ここというところで引かないと。そこを間違えると大変かなというのはすごい最近思ってます。難しいですね、引き際というのは。うん。感覚的ですみません（笑）[*8]。

最初から引いている人に引き際はない。踏み込んで、相手の心の琴線のありかを確認したら「ここにあるよ」と教えて帰る。まるで浜辺のさざ波のような自然さがある。目指されているものは、深層の空間ではなく、別空間の創出であろう。

6. 共有時空間

続いて共有時空間についての語りを見てみよう。

「サボテンの花」を弾いた瞬間にくるっとなんか空気変わりましたよね。あの瞬間に共有というのか、なんか、お互いに**ポン**とこう、こころの感情交流があって、私はそこかなっていうふうに感じましたね。で、だから、音楽療法が最初から最後まで共有時空間の中にいると考えるのは私はちょっと違うような気がして。何回かそういう**ポン**とした生成は見るんですけど。例

＊8「知的障害の方とのセッションでは今ここの新しいよい時間を作ろうとしました。そうでない人には、遠い昔だけど今のことのような、宇宙、という感じ、直接的に過去に戻っているわけではなくて、天国というか、あの世を案内するというか、時空の中を遊ぶ感覚です。銀河鉄道999のイメージ。一時しのぎのごまかしとしてではなく、深いところに迫りつつ。」

えば二番目の方、が、やっぱりポンと出てきたのは、「こんにちは赤ちゃん」を弾いた時に、「知ってる！」って言わはったときに、あの時に**ポン**と一つ、グッと前にきたはったんですよ。それまではもう、嫌だわーという感じだったんだけども。あのとき何を弾こうかと考えて、すごく、一番最初、だから、何からいこかと思ったんですけど、娘さんがいらっしゃると聞いて、で、**ポン**、と（イントロを）投げた時に、「知ってる、これ！」と言ったときに、「こんにちは赤ちゃん」と言ったときに、**ポン**ともらったんですよ。あ、じゃ、この人いけるな、とあの時にちょっと思った。

松田にとって共有時空間の生成は、実際に「ポン」という音を伴っているようである。ここでも、「じーっ」と同様に、擬態語が限りなく擬音語に近い音として使用されている。

それからしばらくは症例に即した語りが続き、「徐々に寄せていく」、「ベタに弾いちゃうんじゃなくて」、「だからあそこは引かなかった」、などの印象的な言葉が出た後に、

ひとつ、変化見たらもう次のこと、次の手を考えてるから、よしこれで、あ、次これ、という…

と語った。「変化を見たらもう次のこと」という矢継ぎ早の操作は対話による精神療法ではまず行わないものであろう。芸術療法の中でもとりわけ音楽療法的な治療戦略であるのかもしれない。いずれにせよここで見られるのは、畳みかけるようにして生成を連ねていこうとする意思である。

共有時空間の生成というのは、セッション中に、何回か、私は、生まれるポイントがあるんですよね。ずーーっといてはる人ももちろんいるけれども、そんな、集中保たないですよね。**ポーン**とあって、ちょっとこうゆるくなって、でももう一回生成しているから、次は**ポーン**とまた入りやすくなるというか。だから最初に起るのが、私は、ここが一番難しいから、ここまでゆっくりゆっくり行って、おしっ！ていうところがいわゆるその生成のポイントやと思うんですよ。うん、そこのポイントが一回あったら、あじゃあこれでいこう、と決まったら、**ポッ**、**ポッ**、**ポッ**、というのが何回か起る。うんそうです。だから全くくすり飲んでない状態で薬をバンと、特効薬、使いました、効きました、ほんなら持続時間が減ってもこんくらいだから次もう、ほんでこれくらい飲んでもすぐに、薬が効く、薬が効く、みたいな。そういうようなイメージを私はしてますね。

生成が連続するさまも、「ポッ、ポッ、ポッ、」という音として表現されることが面白い。生成そのものが持つリズムがあることが感じられる。

共有時空間の生成の二回目以降はどのような工夫をしているのかと問うと、

あ、工夫ですか?うん、あのう、少し、なんというのかな、もう一歩ズカッと入ろうというような、あの、距離をもうちょっと近づけようと。だからこの歌どうかな、この歌どうかな、って入れてるんじゃなくて、「この歌でしょ!」という感じの、わりと自信もって提示できたりしますね。音も大きいですし。音も少し大きくしますし。

探り、探りしながら、ここだと思ったら「ズカッと」踏み込むという関係性の取り方にも強弱のリズムがあり、それが生成のリズムにつながっているようである。そして二度目三度目の共有時空間生成の時の対象者の様子が記述される。

私はそういうふうにちょっとしますね。遠慮しないで。ゆっくりー、ちっちゃな音でいきます。言葉数も少ないですね。[で二回目にはちょっとぐっと。] そうですね、実はこれ好きじゃないの？！って感じの。言葉で言うとね。自分の中の表現でいくとね。だから少しぐっと入ります。そしたら、**ばっ**と反応が。見た瞬間に、やっぱ感情交流ですね。「これはどお」って、言葉ではないけど音楽で問いかけたら、あっ、と反応がありますよね。**ピタッ**ときたときに、うなずきがやっぱり大きかったですからね。ああこれ、といったときに顔色がパッと明るくならはったからあ、しかめっ面でなくて。穏やかな顔で。うん、瞬間、ですね、私は。ハッというような。なんか蛍光灯の電灯みたいで。**パッ**と点く（笑）。私がよく使うのは、ビックリマークがハッと私に出て、向こうもビックリマークがお互いに、**フッ**と、こう、うん（両方の頭の上に「！」が出るジェスチャー）。あのー思い出せない言葉を、じーっと、あーっといったときに、思い出した瞬間にハッ（息を吸う）、って。あのような、「…（息を吸うような詰めるような一瞬の間）」というのが私と両者の間に起った瞬間、「…」、というのが、自分の中では捉えているんですよ。

ある高みに向けてトークと音楽を連打していくうちに、何かがヒットしたときに全く次元の違うものが生成する。それは創発（部分の性質の単純な総和にとどまらない性質が全体として現れること）と呼んでもよいだろう。この語りはその様子をぎりぎりの言葉で捉えたものであるように思われる。

また、「実はこれ好きじゃないの?!」という強い踏み込みも印象的である。[*9]インタビュー最終の発言は次のとおり。

あ、この歌知ってるわーって、あの瞬間にお口には出さないけども、いろんな心の中でもしかしたらそれを、ちっちゃなことが忘れてしまってはるかもしれないけども、古い記憶の中からポッと浮かびあがった記憶が幸せなことであれば、私たちはそれですごく音楽を提供した甲斐があるし、本来の心の奥の中のその人らしさ、その人そのものに戻るというところに。なんかいつもそこに行けたらなあと思いますけど。こんな説明でいいですかねえ（笑）。

松田の音楽療法の目標は、共有時空間の生成にとどまらず、その生成を通して対象者の昔の幸福な記憶が想起され、対象者がその人らしさに戻ることであった。

Ⅲ．考察

本論で扱っているものは一音楽療法士の語りに過ぎず一般化しうるものは何もないが、ひとつの芸術療法のジャンルにおけるセラピストの体験そのものを臨場感のある語りによって呈示すること自体に、他領域の臨床家やセラピストにも有益な示唆を与える大きな意義がある。本論の主旨もそれに尽きるが、ここでは「音楽療法士がきりひらく時空間」というテーマに絞って蛇足ながら若干の補足的解釈を加えておこう。

1．共有時空間生成に至るプロセス

1（セッション前の導入）のパートでは、対象者の身体やパーソナルスペースへの注目とともに、「通過するひとりとしてさらりと」という、言葉につまりながら出てきた表現が印象的であった。松田にとって当該病院は月二回、一、二時間訪れるだけの場所であり、対象者に日常的に関与できるわけではなく対象者の情報も個人情報保護のためにほとんど伝えられていない。つまり松田は対象者に対して言わば「外部の人間」である。外部の人間がいきなりやってきて初対面、あるいはそれに近い間柄の対象者に音楽療法を施行するのであるか

＊9「ここは音楽療法の醍醐味です。二回目だからできたこと。本人は自分の嗜好を意外に気づいていないから、力で引き上げる。けれど最後まで受容するわけではなくこれができた瞬間に帰ることを考えます。」

ら、セッションの導入にパーソナルスペースなどに神経を使うのは当然のなりゆきであろう。対話による精神療法であれば、まずは時間をかけてラポールを形成するための関係性作りが始まるのだが、緩和ケアの対象者たちは短い期間で退院（死亡退院も少なくない）されるのでセッションを継続できる保証はなく、一回だけで終わることが多くなる。このような状況では、対象者との距離を詰めることよりも、距離を保ったまま、「離れていても伝播する」という音楽の特性を生かして「通過するひとりとしてさらりと」したスタンスでセッションが始められることは音楽療法の利点のひとつであろう。

しかしこの「通過すること」の意義は、状況からの要請によって仕方なくという消極的な意義だけではなく、音楽療法の特性のひとつとしての積極的な意義もあるように思われる。かつてはわが国でも、ギターなどの楽器を持って酒場を回り客のリクエストに応じて客の歌の伴奏をしたり自ら歌ったりする「流し」が流行ったことがあった[1]。彼らの芸能の身上は「通過すること」だったと思われる。ふらっと店に現れ一、二曲演奏してまた立ち去る。場所に居つくことのない、行きずりの、演奏者の不在を強く感じさせる関係性から生み出される音楽であるからこそかえって対象者のこころの隙間に抵抗なく入りこみ、対象者に格別の心情を掻き立てる効果もある。また通過は時間意識でもある。人も音楽も、対象者の目前を通過する。そのような時間感覚は旅の車中で車窓を眺めている時の時間感覚に似た、非日常的な時間感覚であろう。

2（セッション中の展開）のパートでは、その場の空気感や対象者の生きてきた文化をゆっくりさぐりながら、またトークと音楽とを交互連打して独特のリズムを作りだしながら、松田はある瞬間を待っている。その瞬間が訪れると、「今だあ！」と「突っ込む」。それは共有時空間をぐいっと手元にたぐりよせる動きであるが、同時に「感情の奥底までは触れない」、「心の中の柔らかいところをさわる手前で、ここにあるよというところだけ教えて帰る」、というやや素っ気ない動きも加わる。これは前パートで見られた通過することの時間感覚の延長であり強化であるが、同時に、いまここの時空間とは別の時空間を構築する作業でもあると考えられる。対象者の感情の奥底やこころの中の柔かいところに直接的に触れることは、いまここの時空間の密度を高め、深度を深めていくことにつながるが、そのプロセスに入る直前でさっと梯子を外すようにして時空間をいわば「脱臼」させることで、旅行中に感じるような非日常的な時空間をいまここの時空間と並立する形で作り上げていると思われる。この、通過する時間から旅する時空間へと発展した時空間は、後に生成する共有時空間のための重要な素地となる。

6（共有時空間）のパートでは、共有時空間の生成の様子が語られるが、やはりここはなかなか言葉になりにくい。言葉の破片をちりばめたような呻吟が続いた後に、「お互いにポンとこう、こころの感情交流があって」という表現が獲得された。その後「ポン」という擬音語が多用される。「ポン」にはボールが弾むような音感がある。一瞬にして何かが生み出されるが、その生み出されたものは丸みを帯びていて無害なものであることを示唆するような響きである。また、ボールが弾むように、「ポン」から「ポン、ポン、ポン」と自然に連打するのではないかという予測とリズムもある。この音は、時空間の生成の音であるとともに、松田と対象者との「こころの感情」の「交流」がオンになる音でもある。「交流」そのものは連続的な現象であろうが、その始まりの時は、突発的で軽い衝撃感のある出来事として捉えられているからこそ、「ポン」という表現が選ばれたと考えられる。

一度共有時空間が生成すると、松田はさらに大胆になる。次は「この歌でしょ！」と「ズカッと」踏み込む。仮説と検証、トークと音楽のリズムにも拍車がかかる。それによって第二、第三の生成が連鎖する。対象者の反応も強くなる。そのさまは、はじめは「ポッ、ポッ、ポッ、」と表現されたが、後には「ピタッときた」「パッと明るく」「ハッというような」「パッと点く」「ビックリマーク」「ハッと私に出て」「フッと」「ハッ（息を吸う）、って」というように「ハ」「パ」「ピ」「ビ」「フ」が使用されるようになり、「ポ」の出番は消えている。「ポ」はその時空間が真新しいものでありまだ未確定で移ろいやすいものであることが暗に表現されているとも受け取れる。一方、「ハ」「パ」「ピ」「ビ」「フ」が使用される共有時空間は確実に生成していて明白なものであることが印象づけられる。

そのような明晰な共有時空間は、「なんか蛍光灯の電灯みたいで。パッと点」き、松田と対象者の両方の頭の上に「！」が出る。このような創発はしかし松田のゴールではない。強化された共有時空間の中で、対象者は松田に誘われて懐かしい過去へと飛ぶ。仮説と検証の反復を経て狙い澄まして「これはどお」と差し出された曲目は、ノスタルジーに満たされた共有時空間では魔法の秘薬となる。それは古い記憶の中から幸せな記憶に灯をともし、対象者の心の奥の中のその人そのものに戻れるひとときである。

2．ノスタルジーという享楽

村上靖彦[2]は、在宅で看取りを行う訪問看護師へのインタビューから、患者が最後に楽しかったあの旅行にもう一度行きたい、おいしかったあのエビフライをもう一度食べたい、という、人生の最期に過去の楽しかった時間に戻ることを実現しようとする看護師の語りを紹介し、この「楽しみ」を享楽 jouissance と呼んだ。

「最期の享楽は『一番楽しんでた旅行』というように、過去の享楽の取り返しという形をとるようだ。初めてのことにトライしても良さそうだが、どうもそうはならずに反復において生が完結するかのようである。自宅における医療の不在から出発して『看る』ことを新たに立ち上げることは、最期に患者の享楽の時間を立ち上げることと連動している。」

享楽 jouissance はラカンやレヴィナスが哲学用語として用いた難解な概念であるが、村上は、「楽しさという点ではあらゆる人間の行為にはそれ自体の楽しさが含まれる」というレヴィナスの論点と「享楽が人間の主体化の基盤としての位置を持つ」というラカンの論点とを借用しているという。この借用は、重要な意義を持つものである。確かに、最期を迎える人間が体験する楽しみはささいなものであっても通常の「お楽しみ」ではなく、あらゆる人間の行為そのものに本質的に宿されている楽しみであろうし、またその楽しみによってこそ人間が人間でありうるということを身をもって体験するのが最期を迎える人であろう。松田の語りに示される、「その人そのものに戻る」とはまさにこのような、享楽の時間を過ごすことであったといえそうである。

3. オノマトペ思考

松田の語りは的確で多彩なオノマトペがちりばめられている。このことについて最後にあらためて触れておこう。

松田が繰り出すオノマトペは、単なる装飾的表現ではなく、それ自体が思考の基体となっており、それはオノマトペ思考とでも呼ぶべきものかもしれない。

「ポン」や「パッ」についてはすでに述べたがそのほかにも、「すーっ」と「ずーっ」と「じーっ」の使い分けが興味深い。「すーっ」「さらっと」などの、サ行ではじまるオノマトペは、本当にそういう音が鳴っていてもおかしくないような、音が物事の成り行きや生成そのものを体現し表象しているように感じられる。「じーっ」も確かに音が聞こえる。ある種の集中、ある種の制止にはかすかな耳鳴りのような音が伴うことに気づかされる。しかし「ずーっ」には音がない。音のない繰り返しや持続の場合にこのオノマトペが使われている。松田のみならず私たちは無意識にそのような使い分けをしていることに気づかされる。私たちはそれとはっきりとは意識しないまま、物事の生成や持続の音を聞き分けているということになるのかもしれない。

本稿は第四十六回日本芸術療法学会（二〇一四年十一月二十九―三十日、名古屋）にて発表したものに加筆したものである。また西村ユミ氏主催の臨床実践の現象学研究会（二〇一五年七月四日）にても発表し多くの示唆を得た。

（1）牧野英一郎「音楽療法と病院機能――歌掛け・まつり・流しから『響き合う空間』へ」日本精神科病院協会雑誌、二一（四）：三九〇―三九四頁、二〇〇二年

（2）村上靖彦「この世界に災害とか起きたり何もなくなったときに、私の手だけ」研究会「ケアの現象学的研究――方法と実践」（二〇一四年十二月二十一日、東京大学）での発表レジュメ（後に『仙人と妄想デートする　看護の現象学と自由の哲学』医学書院、二〇一六年に所収。一五頁と一八七頁に該当箇所あり）

正岡子規の「写生」と精神科臨床における記述

正岡子規について

正岡子規は慶応三年、大政奉還の年に愛媛県松山市の藩士の家に生まれた（表1）。明治一六年に上京、東京帝国大学に通い夏目漱石らと知り合うが、明治二十五年に東京帝国大学を中退した。その後新聞「日本」の記者となり文芸活動を展開するも、脊椎カリエスを患い、明治三十五年に死去。享年三十四歳であった。子規の人生は短いものであったが、生涯をかけて俳句・短歌・散文の改革に奔走した先鋭的表現者として、後世に多大な影響を与えている。特に、子規が提唱した「写生」という文学技法は、現在もなお俳句や短歌を創作する際の指針として重用されている。

表1　子規　年譜

慶応3年	松山にて出生。
明治13年	松山中学校入学。
明治16年	松山中学校退学後、上京。共立学校へ転校。
明治17年	東京帝国大学予備門に入学。
明治21年	第一高等中学校本科に入学。夏目漱石と知り合う。 また、野球に夢中になる。初めて喀血する。
明治22年	再度喀血し、結核と診断される。子規と号す。陸羯南『日本』を創刊。
明治23年	東京帝国大学文科大学哲学科に進学。
明治25年	東京帝国大学を中退。
明治27年	『小日本』発刊、編集主任となる。
明治28年	日清戦争従軍記者として旅順へ赴任する。帰国途中で喀血し容態が悪化。 松山に帰郷。脊椎カリエス発症。
明治31年	東京で『ホトトギス』発行。『歌よみに与ふる書』連載開始。
明治33年	写生文の勉強会『山会』を開始。
明治34年	この頃よりカリエスの症状悪化、寝たきりになる。 『墨汁一滴』『仰臥漫録』執筆開始。
明治35年	『病牀六尺』執筆開始。9月19日、34歳で死去。

子規は中心気質である

安永浩の中心気質という概念をみよう。(15) 中心気質とは類てんかん気質を含みつつ、それを拡大した概念であり、「ふつうにのびのびと発達した五、六歳くらいの子供」がその中核的なイメージだと言う。「天真らんまん、うれしいこと、悲しいことが単純にはっきりしている（しかも直裁な表現）。周囲の具体的事物に対する烈しい好奇心。熱中もすればすぐに飽きる。動きのために動きを楽しみ（ふざけ）、くたびれはてれば幸福に

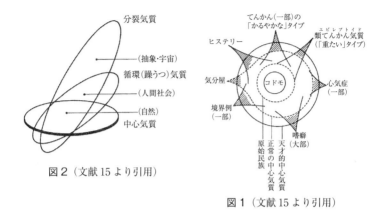

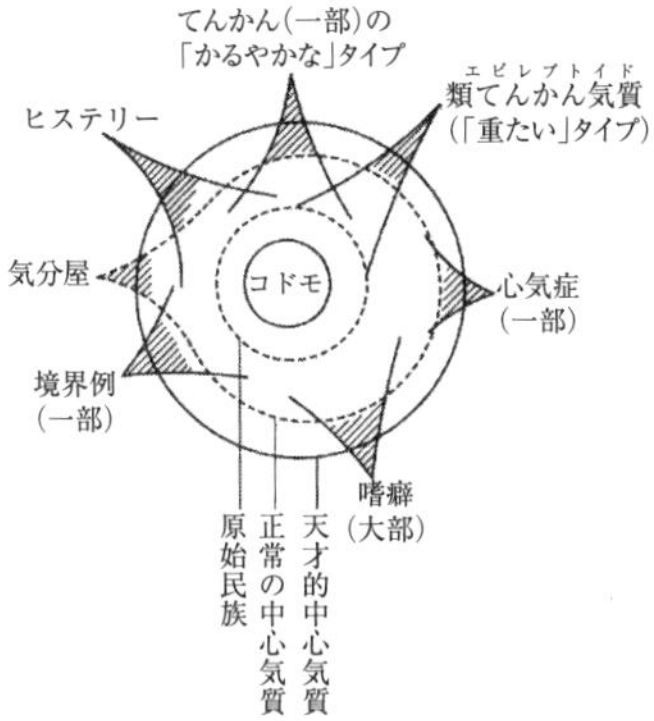

図1（文献15より引用）

図2（文献15より引用）

眠る」とも表現されている。自然の動物に近い気質であり、他のすべての気質もこの気質からの発展、分岐、偏向にすぎない、という認識ゆえに「中心」気質と名づけられている。それは現代にまで受け継がれている原始民族の気質であり、その変型として、類てんかん気質、一部の心気症、嗜癖、一部の境界例、気分屋、ヒステリーなどがあるとする（図1、2）。この概念は不思議な魅力を備えていて、今日でもわが国の病跡学や精神病理学的考察の中で参照されることが少なくない。

本稿では子規が中心気質であることを主張する。子供の頃の子規は妹の律によると、泣き虫であり外に出ては泣かされて帰ってきたという。また部屋にこもって勉強ばかりしていて、曲がったことが嫌

いで、真っ正直で堅苦しいという父方の血筋をひいているともいう。(5)

子規自身の言葉にも次のような表現がある。(6)

「友達の前であろうが、知らぬ人の前であろうが、痛い時には、泣く、喚く、怒る、譫言をいう、人を怒りつける、大声あげてあんあんと泣く。」

子規と親交の深かった夏目漱石は、食い意地が張っていたこと、気位が高く、自分は偉いと虚勢を張り人を子分のように扱い、何でも大将にならないと承知しないこと、対人関係は好き嫌いが激しく、滅多に人付き合いはしなかったことなどを指摘している。(13) また、子規の絵は拙くて真面目で、愚直なものの旨さがあるが、人間として文学者としては拙を欠いていてそれが惜しい、とも書いている。(14)

一方、現代の俳人、長谷川櫂は「子規の人間も文学も拙の極みであった」とし、「相手が誰であれ、賞賛すべきは賞賛し批判すべきは批判し、嘘偽りはなく、それは子規の資質がそうさせてやまないのだ」と書いている。(2)

同じく現代の俳人、金子兜太は「これは子規の資質ともふかく関わることだが、『實景實

事（あるいは實情）』に深く執着していた」とする。(4)

これらの証言や論考が示しているように、子規は無邪気な子供がそのまま大人になったような人物だったのであり、子規の気質は安永の中心気質の記述にぴったりあてはまると見てよいだろう。*1

子規の「写生」について

子規は明治の言文一致運動の潮流の中で十代を過ごした。二葉亭四迷や山田美妙の小説を読み、寄席の落語に通いつめた。しかし当時流行していたのは言文一致とは言っても、いわゆる美文調の書き言葉であり、本当の意味での口語文ではなかった。子規はそのような風潮に反発して明治三十二年に「飯待つ間」(7)という文章を発表した。

それは型にはまった美文ではなく、不要な修飾のない事実の記録であった。文章表現の技

*1 子規を分裂気質と呼ぶには、対人的過敏性が乏しすぎる。子規は人の好き嫌いははっきりしていたようだが、好きな人間とは肝胆相照らすようなつきあいをしていた。また循環気質と呼ぶには他者との同調性が乏しすぎる。子規には人間集団に発生する情緒的交流に自分をあわせようというような傾向は見られず、むしろ集団の情緒的調和を乱すことなどおかまいなしに真っ正直な言動をすることが多かったのである。

巧を競うのではなく、作者の見聞を同じ視線で追体験するような感覚を読者に与えるものであった。素朴に事実を羅列させせただけであるにもかかわらず読み手を感動させる、画期的な名文である。

翌三十三年「或る景色又は人事を見て面白しと思いし時に、それを文章に直して読者をして己と同様に面白く感ぜしめんとするには、言葉を飾るべからず、誇張を加ふべからず、只ありのまま見たるままに(8)」と書き、写生文のムーブメントの始祖となった(1)。

このような子規の写生の精神は、子規が中心気質者であったことと深く結びついているだろう。言葉を飾らず、誇張せず、ただありのままをそのとおりに書き写すことによって諸現象に伴う感動をそのまま表現しようとする写生の技法は、対象との心的距離が近く、対象と一体化しがちな中心気質者が得意とするものであり、逆に、写生という技法はそれを実践する主体に中心気質的構えを要求する技法であるとも考えられる。

絵画の「写生」

子規は子供の頃からよく絵を描いていた。成人後は、日本画や西洋画の技法を熱心に学んだ。絵画論にも熱が入るようになり、西洋画家・中村不折と議論を重ねた。絵画の用語である「写生」を文学理論に転用することに思い至ったのには、そのような背景があったのである。

「実際ありのままを写すを仮に写実といふ。写生は画家の語を借りたるなり(8)」

つまり子規の「写生」の出発点は絵画であった。*2 子規は絵画における写生を二つに分けた(3)(9)。一つは理屈的写生と呼ぶものであり、客観的な輪郭のみを正確に描き写す写生である。もう一つは感情的写生と呼ぶもので、人が物を見て感ずる度合に従って描く写生である。この写生では縁取り的輪郭は描かず、対象の色彩をあらわす絵の具の縁が自然の輪郭となる。油絵はすべてこの感情的写生であり、子規はこの写生こそ本当の写生であると主張している。

この考え方はそのまま文学理論としての「写生」にもあてはまるだろう。ただ事実を羅列して書くだけでは写生にはならない、人が感じ取るそのままを、そのままの色合いで写し取ることが文学としての「写生」でもある。病床でも描き続けられた子規の絵の味わいはその

＊2 松井(10)は、子規がその写生論を西洋絵画から取り入れるにいたった経緯を詳細に跡づけている。

「ありのまま」の感動を生き生きと伝えているし、子規のような中心気質者に対象のひとつひとつがどのように感じ取られていたかをよく示している。

写生と「あるがまま」

森山は病跡学は創造者に対して治療者的な態度を取るべきだとし、その例として森田正馬が子規に対して取った態度をあげ、森田理論には子規の生き方や文学理論が色濃く反映していると指摘している。[11] 確かに、絶対臥褥、煩悶即解脱、あるがまま、事実唯真、生の欲望、日記の重視、という森田療法の基本項目がすべて子規の人生そのものである。

子規が結核という病と戦いながら生を全うしていったその生き様への感銘と感慨から森田療法が生まれたのであり、森田療法は森田による子規の書かれざる病跡学そのものである、と主張されている。

子規の生き様は中心気質者の生き様であり、文学の世界に子規が持ち込んだ写生の精神もまた中心気質的な精神の発露であり、森田正馬はその子規の生き様と文学理論に深く学んで森田療法を創出したと考えれば、森田療法と中心気質や写生の精神とが密接に結びついていることが見えてくる。考えてみれば森田療法の「あるがまま」という言葉は、子規の中心気質的な生き様そのものであると同時に、写生の言葉そのものでもある。

それは誰が読んでもわかる完全なる日常語であると同時に、病者のこころの世界の本質を掴み、またそこから抜け出すための方策をも示す言葉であり、精神科における記述の言葉として一つの理想的なあり方を示している。子規の写生の精神に学んだ森田もまた、言葉を飾らず、誇張せず、ただありのままをそのとおりに書き写すことこそが、人間の精神を記述し治療するために欠くことのできないものであると認識していたのであろう。森田自身は、中心気質ではなく神経質傾向の強い人間であったが、自身にも巣食っている神経質の治療の方策として、子規という中心気質者の生き様を模範とし、中心気質的な言葉遣いを活用することで治療の筋道を立てることができたのである。

中心気質と記述

安永は中心気質的交流が精神療法の重要な要因であることを指摘している(16)。

「精神療法は、精神主義的な立場と、技術論的な立場とに二極化しやすいが、精神療法の『中心』を貫いているのは、純度の高い『中心気質的交流』なのだ。」

この見解の実例として安永自身の実体験が披露されている。安永は自宅の老朽化に伴い、ログハウスを作る計画を立てていたがさまざまな制約もあり迷いもあった時期だったという。

「或る集まりでたまたま話題がそのこと（ログハウスのこと――引用者注）に及んだ。別に普段親しくつきあっている人でもなかったその方が、『それはいいですねェ……』とまことにやわらかな笑顔で、うなずくように言って下さったのだ。それが実に素直に、私の胸にしみ通ったのだった。私は〝病気〟だったわけではない。しかしその計画について幾分の迷いや心配もあったと思う。ところがその一言が、その後あとあとまでも、胸のつかえや疲れをウソのように解いてくれるほどの『癒す力』をもっていたのである。」

中心気質的交流が精神療法の水源であることをわかりやすく示すエピソードであろう。またこのことは、森田療法が子規という中心気質者の生き様をその根幹に据えていることと同じ構図である。

「あるがまま」に代表されるような、精神現象を虚飾なくありのままに書き写し、精神療法の水源である中心気質的交流を可能にするような記述を中心気質的記述と名づけて注目する価値は大いにある。

他にどのような中心気質的記述の例があるだろうか。まず浮かぶのが、中井久夫が使用した「アンテナがたくさん立っている」という言葉である。[12] 統合失調症患者特有の過敏さを表現したものであるが、患者自身がこの表現が「ぴったりとくる」と認めていて、患者との精神療法的交流に役立つ言葉である。

また星野弘が使った「頭がさわがしい」という言葉もそれにあたる。[12] 統合失調症の思考障害をあらわす言葉であるが、こちらも患者の側からの承認があり、医師の方から一方的に押しつけた記述ではない。医師と患者との中心気質的交流から生まれた言葉でありまた中心気質的交流を強化する言葉でもある。その他に、ここ数年目覚ましく発展してきた当事者研究から出てくる記述には当事者独自の豊かな言葉遣いが溢れている。医療者やケア提供者がその記述から学び、その記述を当事者たちと共有していくことが可能であるし、なにより非当事者たちも当事者の発する言葉によって癒される。これらの言葉もまた中心気質的記述である。

記述の三類型（試作）

そもそも中心気質という概念は、分裂気質、循環気質との対比によって創案されたものであるので、中心気質的記述という概念を提起する以上、分裂気質的記述、循環器質的記述というものも想定し、対比的にその特徴を提示する必要があるだろう。以下簡単に素描してみよう。

まずは中心気質的記述。これは治療者と患者とが真に共有できる記述であり、双方の中心気質的交流から直接的に生まれる臨場感にあふれる記述である。実例はすでに挙げたとおりである。

分裂気質的記述には、治療者の方から一方向的に、冷徹に、客観的になされる記述を割り振ろう。精神医学におけるオーソドックスな記述、記述精神病理学や精神科症候学がそれにあたる。

循環気質的記述には、ナラティブな記述という表現をあてがってみる。ナラティヴな記述とは会話のやり取りそのものを生々しく再現するような、パフォーマンスとしての記述であり、対象の身振りやしぐさ、間の取り方、声の抑揚などの非言語的な表出を模倣することが中心となる。記述として使用される言葉はその場の雰囲気や状況によって変化する。

これらの類型はあくまでも試作であるが、精神科臨床における記述を考える際のひとつのヒントになるだろう。

おわりに

本稿では、正岡子規が中心気質であること、また子規の提唱した「写生」という方法論は子規の中心気質が生み出したものであることを指摘した。次に、森田療法の「あるがまま」が、子規の中心気質的生き様から学んだことによって生み出されたものであるとする森山の論考を紹介し、中心気質的記述という概念を提唱した。

森田が子規に学んだように、われわれもまた精神科臨床のために子規から学ぶことがあるとすれば、それは子規が提唱した「写生」の理念をわれわれの精神科臨床における記述に生かすことであろう。

本稿は、第五十八回日本病跡学会（二〇一一年六月十七―十八日、宇都宮市）にて発表した内容に加筆・修正を加えたものである。

（1）　秋尾敏「子規と写生文」（『俳句』編集部編）『正岡子規の世界』角川学芸出版、四四―五一頁、

二〇一〇年
(2) 長谷川櫂「拙の文学」(『俳句』編集部編)『正岡子規の世界』角川学芸出版、三二—三七頁、二〇一〇年
(3) 橋本直「正岡子規と絵」国文学　解釈と鑑賞、六六(一二):三二—三七頁、二〇〇一年
(4) 金子兜太「子規の『写生』」『正岡子規の世界』角川学芸出版、二〇—二一頁、二〇一〇年
(5) 河東碧梧桐「家庭より観たる子規」『子規を語る』岩波書店(文庫)、三二二—三五三頁、二〇〇二年
(6) 正岡子規「病状苦語」(阿部昭編)『飯待つ間』岩波書店(文庫)、一七六—一九五頁、一九八五年
(7) 正岡子規「飯待つ間」(阿部昭編)『飯待つ間』岩波書店(文庫)、八四—八八頁、一九八五年
(8) 正岡子規「叙事文」『子規全集第一四巻　評論　日記』講談社、二四一—二四九頁、一九七六年
(9) 正岡子規「文学美術評論　写生・写実」『子規全集第一四巻　評論　日記』講談社、二一四—二三〇頁、一九七六年
(10) 松井貴子『写生の変容——フォンタネージから子規、そして直哉へ』明治書院、二〇〇二年
(11) 森山成彬「病跡学の真骨頂——森田正馬による書かれざる子規の病跡——」日本病跡学雑誌、四二:三一—三五頁、一九九一年
(12) 中井久夫「関係念慮とアンテナ感覚」『中井久夫著作集四巻　治療と治療関係』岩崎学術出版

社、一二九―一三七頁、一九九一年

(13) 夏目漱石「正岡子規」(坪内祐三編)『明治の文学二〇巻　正岡子規』筑摩書房、四二七―四三〇頁、二〇〇一年

(14) 夏目漱石「子規の画」『夏目漱石全集一〇』筑摩書房(ちくま文庫)、一六三―一六五頁、一九八八年

(15) 安永浩「『中心気質』という概念について」『安永浩著作集三　方法論と臨床概念』金剛出版、二八五―三二一頁、一九九二年(内海健編『安永浩セレクション』ライフメディコム、二〇一四年に再録)

(16) 安永浩「夏・随想――中心気質幻想――」『精神科医のものの考え方』金剛出版、一六〇―一六八頁、二〇〇二年

太陽の塔と精神科臨床——緊張病性エレメントを超えて——

異界への入り口

岡本太郎（一九一一―一九九六年）制作による太陽の塔は今でも大阪府吹田市の万博記念公園に屹立している。筆者は年に数回その前を車で通過する。休日には、ふと吸い寄せられるようにして公園に向かい、塔の前や後ろに立つ。その雄々しい姿を見上げ、ため息をつく。高さ70m、底の直径20mのこの巨大なモニュメントは塔には違いないがただの塔ではない。エッフェル塔や東京タワーというような通常の塔のイメージを凌駕し、ただならぬ迫力で見る者に迫る。「未来」を表す上部の黄金の顔、「現在」を表す正面胴体部の顔、「過去」を表す背面に描かれた黒い顔。これら三つの巨大な顔は塔の付属物ではなく、塔の主として君臨している。*1

森見は小説の中で、太陽の塔を次のように表現している。(2)

「一度見れば、人々はその異様な大きさと形に圧倒される。あまりに滑らかに湾曲する体格、にゅうっと両側に突きだす溶けたような腕、天頂に輝く金色の顔、腹部にわだかまる灰色のふくれっ面、背面にある不気味で平面的な黒い顔、ことごとく我々の神経を掻き乱さぬものはない。何よりも、常軌を逸した呆れるばかりの大きさである。（中略）何度でも訪れたまえ。そして、ふつふつと体内に湧き出してくる異次元宇宙の気配に震えたまえ。世人はすべからく偉大なる太陽の塔の前に膝を屈し『なんじゃこりゃあ！』と何度でも何度でも心おきなく叫ぶべし。異界への入り口はそこにある。」

臨床としてのパブリックアート

誰でも近づくことのできる特定の公共空間に設置されるこのような作品はパブリックアートと呼ばれ、雑多な目的で公共空間を行き過ぎる不特定多数の人々に何ごとかを語りかける。アート（芸術）には人の心を癒す一面があることは確かなので、パブリックアートは公衆に

＊1　大阪万博開催時には、塔の地下に「地底の太陽」と呼ばれる第四の顔が設置されていたが、博覧会終了後の撤去作業以来、行方不明になっている。

向けての広い意味での芸術療法であると言ってしまうことも、間違いではないだろう。しかしこの表現がどうもしっくりこないのは、芸術療法という言葉に含まれる「治療」という概念が本来的に持つ限定性ゆえである。「治療」という言葉は、事前に何らかの「病い」があり、それが癒えることを目指してある技法を選択し、実施し、結果を吟味してさらに工夫を重ねていくという、相当に個別的で計画性を伴う一連のミクロな行為を指し示してしまうので、パブリックアートが人々に与える影響といったマクロな領域には使いづらいのである。

「治療」のかわりに「臨床」という言葉を用いてはどうであろうか。(4)(5)「治療」に比べると「臨床」という言葉はその概念が曖昧である。中心的な意味は、病床にある患者に実地の診療をするという、医療者の診療行為そのものを指すが、「臨床言語学」や「臨床教育学」、「福祉臨床」などという使われ方もあり、何らかの困難を抱えている人々に実地で関与すること、といった幅広い使われ方になっている。「実地で」という点が重要であり、例えば公衆衛生的な施策を行政機関の内部作業によって展開することは「臨床」とは呼ばれないが、そのために担当者が市民に戸別訪問して面談することは「臨床」と呼ばれうる。パブリックアートも、何らかの意図を持った設置者が存在するからこそ実現するのであり、それによって不特定多数の公衆とアートとがその設置場所で実地で関与しあうことになる。そのように考えると、パブリックアートは作家や設置者による一般公衆に対する「臨床」的行為であるとみなすことに大きな問題はないだろう。「臨床」とは文字通りなんらかの「床」に実地に「臨む」行為である、とマクロな捉え方をしておこう。

岡本太郎は「芸術は爆発だ！」という叫びを発したが、筆者もそれにならって、「芸術は臨床である！」と、叫ばないまでも主張はしておきたい。なかでも太陽の塔のようなパブリックアートは高度な臨床性を備えている。われわれは太陽の塔の三つの顔と対面するとき、心が癒されるか、あるいは掻き乱されるか、いずれにせよわれわれの心身の「母床」がそれらの顔によって「臨まれ」ることになる。

「臨」の字

白川静の『字通』(3)によると、「臨」は「臥」と「品」を組み合わせた形であり、「臥」は人がうつむいて下方を見る形で、「品」は「口」（さい）（神への祈りの文である祝詞を入れる器の形）を三つ並べた形である。「臣」は大きな目をあらわす。民が「口」（さい）を供えて祈るのに応えて、天にいる神霊が下方を臨み見る姿が「臨」という文字の起源であるという。

岡本太郎の作品全体に太古の象形文字を思わせるところがあるが、太陽の塔はまさにこの

「臨」の文字の起源の形象と不思議に一致する（図1）。

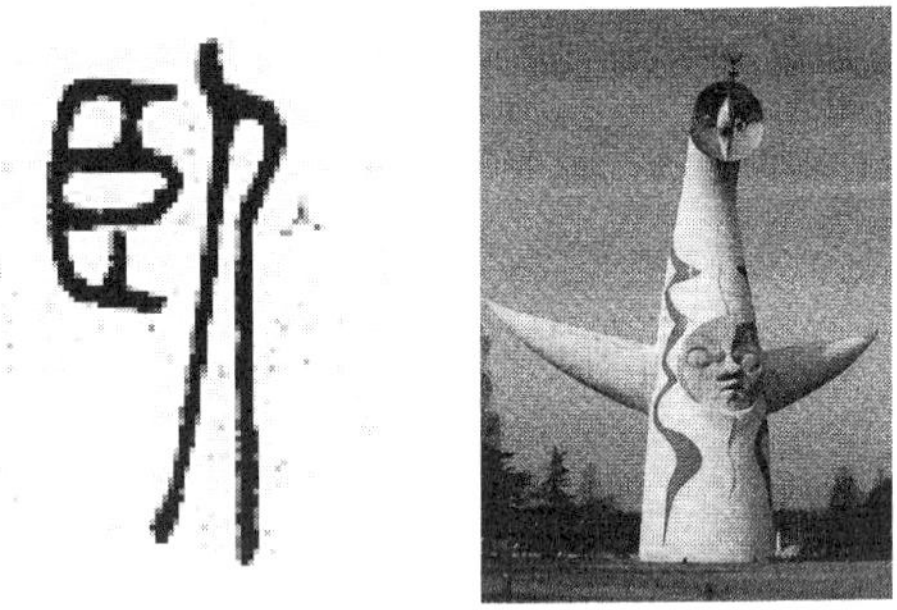

図1　「臥」の字と太陽の塔

流れ込む両親

太郎の年譜を表1に示す。

太郎の父である岡本一平（一八八六―一九四八年）は大正から昭和（戦前）にかけて一世を風靡した漫画家であり、芸術家らしく放蕩に走る傾向が強くあった。太郎の母、岡本かの子（一八八九―一九三八年）は歌人として出発し、晩年に小説家・仏教研究家となった。作風は耽美妖艶であった。不倫を繰り返し、ついには不倫相手と一平・太郎とを同居させるようにもなった。気性が激しく、情緒不安定となって精神科に入院したこともある。それでもかの子が四十九歳で死去するまで夫婦関係は維持されていた。一平の全集が大いに売れたことを機に、一九二九年十二月から一九三二年三

表1　岡本太郎年譜

1911（明治44）年		出生
1929（昭和4）年	18才	東京美術学校に入学するが半年で中退、父母の渡欧に同行し、パリで一人暮らし。
1931（昭和6）年	20才	パリ大学入学。ミロ、ブルトンなどの前衛芸術家たちとの交流。
1939（昭和14）年	28才	母かの子死去。バタイユ、カイヨワなどの世界的な知識人との交流も盛んになる。
1940（昭和15）年	29才	ドイツ軍のフランス侵入を機に帰国。
1942（昭和17）年	31才	現役初年兵として中国前線へ。軍隊生活4年、収容所1年。
1948（昭和23）年	37才	父、一平死去。
1952（昭和27）年	41才	縄文土器に感動し「縄文土器論」。
1959（昭和34）年	48才	沖縄に感動し、翌年『沖縄文化論』。
1970（昭和45）年	59才	太陽の塔完成。
1996（平成8）年	84才	パーキンソン病による急性呼吸不全にて死去。

月にかけて一家でヨーロッパを周遊したという豪勢なエピソードもある。

この両親が放つ、混沌としつつも激しく燃えさかるようなエネルギーはそのまま太郎とその作品群に注ぎ込まれているように見受けられる。もとより子育ては「臨床」そのものである。太郎はこの特異的な両親の唯一の子[*2]として強烈なエネルギーを注入され続けた。両親による太郎への「臨床」が太郎作品の「母床」を作ったと言えるだろう。

＊2　かの子は太郎に次いで、長女、次男を出産しているがどちらも生後まもなく夭逝している。

太郎にとって、自身をのぞきこむ両親の顔は、太陽の塔の顔のような神々しさを放っていたのかもしれない。生命活動は綿々と連なる。今度は成人した太郎が太陽の塔を制作し、塔の「主」たる顔どもが、仰ぎ見るわれわれの心身の「母床」を臨み見る。世代を超えて「母床」から「母床」へと何かが伝わる。われわれの心身の「母床」に、池に映る満月のようにゆらめく顔がある。太陽の塔の前に立つことは、「臨む」ことと「床」との連鎖、すなわち連綿と続く「臨床」の連鎖の一端に触れる体験でもある。

緊張病性エレメント

岡本太郎の作品には多かれ少なかれ、内海が記述した「緊張病性エレメント」[6]が見出される。この点について検討しよう。

「緊張病性エレメント」とはどのような現象であろうか。「緊張病性」とされているように、まずは緊張病状態を思い浮かべよう。その状態にある患者の主体は次のように変容する。

「主体は時間の最『尖端』に留まり続けねばならず、過去からの確かな支えもなく、またいかなる予見も成り立たないという、ただ『今―ここ』だけの状況に晒されている。彼はつねに予測できない力の一撃に脅え続けねばならない。」

ここに示されているのは、主体の足場となるはずの、過去―現在―未来という通常の時間性の絆が失われ、過去も未来もばらばらになり、「今―ここ」の現在だけが足場になっている主体のありかたである。それは尖った岩の先端に立っているようなものであり、ささいな一撃で転落するような不安定さの中にある。

そのような状況に対して代償的に働くのが「モノ化」の機制である。「モノ化」そのものは、日常的にある程度働いているものだが、危機的状況においてはそれが過剰に働き、言葉や身体を物体（モノ）のように固めてしまうことでなんとかバランスを取ろうとする。時間も完全に「モノ」化して、凍結し、停止する。

次に「エレメント」について見てみよう。

「ここであえて『エレメント』という不確かな術語を用いるのは、実体化を免れる戦略に他ならない。それは、一瞬のそよぎ、あるいは電光石火のようなものであり、出現するやただちに姿をくらまし、気付いたときには懐深く飛び込んでしまっているのである。」

つまり、緊張病状態の主体の特異なありかたを、患者の主体だけに限定するのではなく、他のさまざまな場面にあらわれる、いわば精霊のようなものとして捉えようという発想である。

エレメントの思想

そもそもエレメントとは何だろうか。古代ギリシアにおいて、万物の根源にあるものを、Thalēs は「水」と答えたが、Empedocles は、火、空気（風）、水、土という四つのエレメント（元素）によって万物が構成されていると考えた。これは四元素説と呼ばれ、Platon, Aristotelēs にも引き継がれている。

この考え方は非科学・非合理的な思考方法の一つとして現代でも地下水脈のように受け継がれており、M.Merleau-Ponty, G.Bachelard, E.Lévinas, G.Deleuze らもこの概念に注目している。

Lévinas の文章を見てみよう[1]。

「環境とは所有不能で本質的に『誰のものでもない』共通の基底ないし領域である。たとえば大地、海、光、都市といったものがこの基底である。どんな関係や所有も所有不能なものの只中に位置づけられている。この所有不能なものを内包し包摂することはできない。この所有不能なものは一方的に内包し所有するのだ。われわれはこの所有不能なものを元基態（エレメント）と呼称する。」

「元基（エレメント）はただ一つの側面しか有さない。海や畑の表面、風の前線といったものがこの側面である。ただし、こうした面（おもて）の背景となる環境は諸事物によって組み立てられるものではない。環境はそれ固有の次元、つまり深さにおいて展開されるものであり、この深さを元基（エレメント）の面（おもて）の拡がりに、その幅や長さに変換することはできない。たしかに、事物もまたただ一つの面（おもて）しか差し出さない。けれども、われわれは事物の裏側に回ることができるし、そのときには裏が事物の表と化す。」

エレメントという用語には、自然と人間とを区別する科学的合理主義から離れて、自然界全体を巨大な生命体と捉え、人間の精神も身体も、すべてがこの自然生命体によって作り上げられているという発想が込められていることがわかる。

緊張病性エレメントを超えて

岡本太郎の諸作品、とりわけ太陽の塔以前の作品にはここまで記してきたような緊張病性エレメントがあふれている。しかし太陽の塔から感じることは緊張病性エレメントを超えたものである。太陽の塔には緊張病性エレメントだけではくくりきれない、むしろそれを凌駕するような何かがどんと居座っていると感じられるのである。

確かに太陽の塔は過去とも未来とも断絶して現在という時間性の中でのみわれわれに迫り、われわれの思考を寸断する。通常の時間感覚は崩され、時間はあたかも凍結し停止するように感じられる。しかし、「脅威に晒され続ける」というような脆弱性からはかけ離れているし、「広がりのない孤立した点的な『今』の連なり」というような貧困性とも無縁である。むしろ、太陽の塔はわれわれに強い力と豊かな時間性を与えてくれる。凍結し停止するのはわれわれの日常の硬直化した（「モノ化」した）時間感覚であって、それにかわって生命力に満ちた時間性がエレメントとなってわれわれの心身を浸してくれる。それは新たな時間の創出である。

また同時にそれは絶え間のない向日性である。太陽はわれわれのはるかかなたの天上から途方もない光と輝きと熱エネルギーをわれわれに送り続ける存在であり、多くの生物は太陽のある方向に自らを向かわせようとする。多くの植物は日照をさえぎるものがあれば自らを屈曲させてでも日照にわが身を晒そうとする。人間の精神内界においても、可能ならば明るい方、光り輝く方向、エネルギーに満たされる方向に進みたいという根源的性向はあるはずで、そのような性向も向日性と呼ばれる。素直で明るい性格をそのように呼ぶこともある。太陽の塔は大地からにょきっと萌え出て太陽が運行する天空に向けて力強く伸び上がる巨大なモニュメントであり、圧倒的な向日性そのものである。また塔の顔そのものが〈太陽〉を象徴しているため、われわれはまずこの塔によって向日性を引き出される。

パブリックアートと向日性

太陽の塔以前の太郎の作品には、緊張病性エレメントがそのまま作品化（芸術化）されている作品が多い。緊張病性エレメントはあくまでも精神病理現象をその源泉とするものであるが、個人の表現を個人が鑑賞するという芸術の領域では、このような病理的現象もまた珍重される。しかし太陽の塔がそれ以前の岡本作品と一線を画しているのは、日本で初めて開催される万国博覧会の象徴的モニュメントとして建設された、究極のパブリックアートであったという点である。太陽の塔において、太郎作品に常につきまとっていた緊張病性エレメントの病理性が消失し、かわって高度な臨床性を帯びることとなったと言えるであろう。つまり、緊張病性エレメントが芸術化しかつ臨床化したのである。この臨床化はその後の太郎作品でも綿々と続いている。太郎は芸術家から芸術臨床家へと変貌した。

特に注目に値するのはその向日性である。常に太陽に向かおうとするその生命力の趨勢は、われわれの日常的で水平的な時間とは異なる、太陽へとまっすぐ向かおうとする垂直の時間である。

太陽の塔以降の太郎の作品は、このような向日性を強く宿している。岡本太郎の作品群は、初期の病理的で緊張病的な作品群から、究極のパブリックアートである太陽の塔制作を契機として、病理性が緩和され向日性を獲得し、臨床としての芸術という領域へと変貌したことが確認される。病理的世界が巨大な公共性と対峙した時に、高度な臨床性を備えるようになるというダイナミズムは、精神科の臨床実践とりわけ緊張病性の病態への臨床にも応用可能であり、注目に値する。

また太郎が獲得した向日性はエレメントの思想とも深く関連する。先に見たようにエレメントの思想は自然界全体を巨大な生命体と捉え、すべての生命活動を人間に所有できないものとして、逆に人間がそれに所有されるものとしてのエレメント（元基）を見いだすことであったが、太郎が獲得した向日性もまたこのようなエレメントの特性を備えている。太郎が両親から受け継いだ異質なエネルギーが、太陽の塔において緊張病性エレメントから向日性エレメントへと超出したとも言いうるのである。

本稿は、第五十七回日本病跡学会（二〇一〇年四月二十三―二十四日、佐久市）にて発表した内容を一部修正したものである。

（1）Lévinas E：Totalite et Infini,Essai sur l'exteriorite, Martinus Nijhoff, 1961.（合田正人訳『全体性と無限』国文社、一九八九年）
（2）森見登美彦『太陽の塔』新潮文庫、二〇〇六年
（3）白川静『字通』平凡社、一九九六年
（4）杉林稔『精神科臨床の場所』みすず書房、二〇〇七年

(5) 杉林稔『精神科臨床の星影』星和書店、二〇一〇年
(6) 内海健『「分裂病」の消滅』青土社、二〇〇三年

健康診断にやってくる身体

I．はじめに

私は大学卒業後二十八年間精神科医として働いてきたが、二〇一七年二月に急な異動があり、健診を主な事業とする施設に所長として赴任した。それに伴って、精神科医としての仕事はすべて中断し、管理者としての仕事が中心となった。医師としての仕事は、健診や人間ドックの際に必要となる診察業務のみとなった。

週に二回程度、午前半日をかけて、二十―三十人の受診者の身体診察を行う。それは長年精神科医をしてきた私にとって、大いに戸惑いを感じる業務であった。精神科だからといって身体を無視してきたわけではないが、健診とはいえ内科医でもないのに身体の診察のみを目的とした診察を、「内科医のような顔をして」続けることに違和感があった。

しかし私なりに再学習をし、診察業務にも慣れてくるにつけ、少し余裕ができてきた。「内科医」というアイデンティティは持てないが、「健診医」というアイデンティティを持つことができるようになってきた。

その矢先、ふと受診者たちの身体が気になるようになった。慣れない診察業務を四苦八苦しながらやっているときに感じていた、彼らの身体性について言葉にできるような気がしてきた。記述の靄のようなものが立ちこめてきた。

ある日、書いてみようと思い立ち、彼らの身体性についてのメモを書き綴ってみた。三時間ほどかかったが、概ね書き切れた気がした。その後も少しずつ追記しながら、研究会で発表するかどうかを考えた。迷ったが、「健康診断にやってくる身体」というタイトルが浮かんだことで記述の芯の部分が決まり、発表しようという気にもなれた。追記できることがもっとないかとさぐったところ、芋づる式にいくつかの記述を引き出すことができた。しかしこの作業にはタイムリミットがあった。記述すること自体が目的となってしまい、リアルな受診者の身体性との対応関係に乏しい、言葉だけの論理で伸びていこうとする記述になる。そのような記述はできる限り取り除いて、少し整理してここに提示する。

Ⅱ．背景

診察業務の概要をあらかじめ示しておこう。

診察は個室になっている診察室で行われ、介助者はおらず、医師と受診者のみで行われる。受診者は全員、あらかじめ検診衣（ポリエステル製。半袖上衣とパンツ）に着替えている。医師はワイシャツの上にコート型白衣（サックスカラー）を着用している。

まず医師が待合にいる受診者を呼び入れる。受診者が席に着くと、医師が受診者の氏名を確認する。次に、眼瞼結膜と前頸部の視診、胸部（腹側、背側）の聴診をする。次に、ベッドに横臥してもらい、腹部触診。席に戻って、診察結果、心電図、胸部レントゲン結果の説明をする。[*1] 続いて、受診者からの質問を受ける。ファイルを渡し、それを渡してもらう場所を教示して終了。通常三―四分で終了する。[*2]

＊1　人間ドックの場合、血液検査などの他の検査結果の説明も行う。
＊2　人間ドックの場合は七―八分。

Ⅲ．記述

1．入室

待合に赴いて番号を呼ぶと、呼ばれた身体はおもむろに動き始める。意外にのろのろしている。「はい、私です」というメッセージがあいまいである。ゆっくり立ち上がってくる。*3

診察室に入った身体に、座るように仕草ですすめても立ったままでいることが多い。「よろしくお願いします」と律儀に挨拶されることも多い。こちらが座るのにあわせて座る身体が多い。*4

ようやく座った身体は、目前にある胸部レントゲン画像を注視する。こちらからは氏名の確認をするが、それにはそぞろに返事し、レントゲン画像に目を奪われている。

また、名前の確認の際、多くの身体は少し怒っているように見える。

メガネをかけている身体にはメガネを外してもらうが、この動作は例外なく素早い。躊躇なく早い。

2. 結膜視診

結膜視診では、こちらの両親指で相手の両下眼瞼を押し下げ裏返して結膜を露出させる。非常に小さい部分なので覗き込まないとよく見えない。そのため至近距離でのいきなりの対面となる。多くの相手は目をそらすが、中には、ぎゅっと睨んできたり、うっとりと見つめられたりもする。

顔をタッチする時、静電気が走ることが結構ある。静電気予防にまず肩をさわる場合もある。そのようなステップが入るとなおさら、キスをする前のような恰好になる。

3. 前頸部触診、視診

次に、首にさっと触れて、首を眺める。顔に比べ、首は無防備であることに気づく。また寂しげだ。首はいつも顔の影に隠れている。メガネを外してもらった人には、またかけても

＊3　土曜日は早い。また、秋になったら早くなった。夏のせいだったのかもしれない。

＊4　このタイミングが開始の儀式なのだろう。かつてやっていた外来診療では呼び込むために声をかけた時点でアイコンタクトがしっかりあって、開始の儀式がなされていたことに気づく。

らう。これも自然で素早い動作であり、オートメーション化している。その隙にこちらは聴診器を準備する。

4．胸部聴診

（a）男性の場合

ガバッと検診衣をまくしあげる人が多いが、恥ずかしそうに少しだけしかあげない人や、自らあげようとしない人もいる。あげようとしない人には、衣の上から聴診する。

男性の前胸部はまずもって、広い。そして平たい。それに、角ばっている。聴診器をあてるために近づくと、さらに広く感じられ、圧倒される。衣をまくしあげているせいか胸をそらしている。両肘が肩まであがり両拳も鎖骨のあたりまであがっているので、エヘン、と威張っているようなポーズになる。顔は神妙な表情がキープされている。威張りつつ神妙、という姿勢におかしみが漂う。

聴診器を通して、心音が聞こえてくる。この音はなんだろう。私はいったい何を聴いているのだろう、といつも思う。背側の聴診に移る。相手に回転椅子上で半回転してもらい、こちらも少し横に回るという協同的動作がスムーズに作動する。背中は呼吸音の聴取に集中する。胸腔を満たす入り組んだ構造に吹く気流に耳を傾ける。私は瞬時放心する。気流音には人を放心させる力があるように思う。

背中も広大だが、なぜかこのとき、多くの男性身体は、両前腕を自身の両腿に置いて、前傾ポーズをとる。一息つく戦士のように。男の背中は頑丈で雄弁であり、見惚れてしまう。

（b）女性の場合

検診衣の上から聴診器をあてる。それでも心音、呼吸音は十分聞こえる。乳房のふもとに聴診器を押し付けることになるので、「失礼します」という感じで会釈するように、聴診器を少し持ち上げてその人に見せてから始める。女性は必ずと言っていいほど、胸を張らない。身体の軸はすらっと垂直に伸びている。首から肩にかけて丸い曲線があり、さらに乳房に向けての丸い曲線がある。いくつかの丸みを帯びたものが軸にそって連なっている。そういう複合的な構造物であり、例えるなら一房のぶどうである。背中に回っても、それは変わらない。よく見るといろいろな丸みが隠れている。背中から側腹部、腰、臀部に至るまで、境界や段差なく、繊細な丸みの連鎖が形成されている。やはり我を忘れて見入ってしまいそうになる。

女性の背中にかかる髪をこの状況で見ると、それは単なる整容、美容の具ではない。髪そのものが、うごめくような、波打つような、呼吸しているような、今にも動き出しそうな艶かしさを放っていることに気づく。

(c) 呼吸合わせ

記述をきっかけとして思いついたことだが、背中を聴診する時、受診者の呼吸にこちらの呼吸をシンクロさせてみた。すると、こちらの緊張感が柔らぎ、こちらの動きのリズムと流れがよくなったように感じた。受診者とともに舟に乗って揺られているような感覚が生まれた。それは次の診察にもつながるリズムとなり、流れになった。その流れに誘われるように、後の結果説明でのコミュニケーションがスムーズになったようにも感じる。呼吸を合わせることが不思議な力を呼び寄せていると率直に思える。

5. 腹部聴診

ベッドに横臥してもらって腹部を触診する。受診者にとっては最大のアクションをしていただくことになる。まず手にしているポケットティッシュなどをどこに置くか、どのようにしてベッドに上がるか、頭の位置はどうか、正しい体位になっているか、など、瞬時にしていろいろなことを考えることになる。こちらから何も言わなくても検診衣を胸までたくし上げる身体もあるが、手をどこに持って行っていいかわからず所在無げに漂わせる身体も多い。顔には今までになかった不安がほのかに浮かぶ。緊張しているが、どこに力をいれていいかわからずとまどっている風である。朝から絶食を強いられているので、聴診器を当てると激しい腸音が耳に飛び込んでくることが多い。心音や呼吸音は耳を済まして聞く必要があるが、腸音でそれをすると大音量に襲撃されることになるので、聞き方を切り替えなければならない。逆に全く音がしないことも少なくない。その時は耳を澄ます。それでも何も聴こえない、ただ深海の沈黙のような何かを感じる。他にも、いろいろな味わいのある音がメロディーとともに聞こえて来ることがある。心音はリズム音であり、呼吸音は自然界に偏在する気流音であるが、腸音は動物の鳴き声に似ている。

6. 腹部触診

触診というが、皮膚の表面を撫でるというわけではなく、腹部全体を手でそれなりの強さで圧迫しながら軽くまさぐる。それによって変なものが触れないか、痛みはないかを確認する。受診者の反応は大きく二つに別れる。一つは腹筋の緊張が高まるタイプである。くすぐったい、と言って笑い出す場合もある。いずれにしても、こちらの手の動きを跳ね返すように腹筋が強く防御してしまうため、何もわからない。

もう一つは、腹筋がやわらかいままで、こちらの手がすっとお腹の深いところまで入っていけるタイプである。手は相手のお腹を泳ぐようにして内部を探ることができる。聴診の時のように、われを忘れて没入するということはない。*5

学生の時に学んだように、左手を相手の右肩に添えながら、腹部をまさぐられている相手の様子をうかがいながらの作業となる。こちらの注意を適度に分散させながら、全体的な印象のなかで異変が浮かび上がるかどうかをキャッチしようとする。

7．椅子に戻る

ベッドから起き上がり、スリッパをはいて椅子に戻ってもらう。体操選手のように腹筋の反動を使って一瞬にして座位になる身体もあれば、ゆるゆると体を起こす身体もある。椅子にもどるようにさりげなく指示しているにもかかわらず、ベッドに座ったまま次の指示を待つ身体も少なくない。こういう様子を見ると、ああ、さっきの触診で放心していたんだな、と感じる。

こちらはすでに椅子に座っている。右手掌に二秒ほど、触診した感触が残っている。

8．結果説明

相手が椅子に戻ったら、パソコン画面や検査結果用紙を示しながら結果説明をする。言語的やりとりが主役になる。一通り説明したあと、「何か気になることはありますか」と問う。多くの人は、「いえ、特に」と答える。さまざまなニュアンスをまとわせながら。時にはここぞとばかり日頃気になっている健康について相談される。どのような相談でも、こちらはほっとする。相互性のある会話が始まることによってはじめて、よそよそしい関係が崩れて親しみの間柄が生まれる。

9．終了

終了を告げ、次の行動の指示をしながらファイルを手渡す。こちらの態度は変わる。決まり文句をやや事務的に告げる。相手の反応も早い。こちらの態度変化を先取りするように、スイッチが切られる。次の移動に向けて、こちらの言葉を聞き漏らさないように注意を集中させる。そこにある身体はもう次の行き先に向かっており、その後ろ姿に話しかけているよ

＊5　視覚や聴覚は、身体の「われ」を奪うことに長けているが、触覚は「われ」をおびやかすことなく身体に沁み入る。

うに感じられる。時をおかず、退室される。こちらはパソコン端末への入力に集中する。こちらの身体も終了を告げた瞬間から次の診察に向かっているようだ。外見的に対面していても身体のレベルでは「後ろ姿どうし」になっていたと考えるとしっくりくる。

10．補遺

（a）酔い

二十人から三十人くらいを連続して診察するので、最初は身体に酔うような感覚があった。高揚感に包まれた。慣れるにつれ、それは減弱した。

（b）アンケート

受診後のアンケートに「診察がおざなりな気がする」という感想があった。手早く進めることを気にするあまり、診察の時間が短かったことに気づいた。ほんの数秒だが、聴診の時に聞き入る〈間合い〉を意識して作るようにした。そこから呼吸合わせに発展した。それ以降、診察への不満の感想は出ていない。

（c）性差

診察していると、性差ということを強く意識する。社会的文化的レベルの性差にはさまざまな改変が加えられてきたが、身体（肉体）レベルでの性差は厳然として存在することを見せつけられる。

（d）土曜日の身体

はじめて土曜日に診察したところ、平日との違いを感じた。土曜日の身体は平日の身体よりも、普通で自然な感じであった。診察と説明がするすると進んだ。土曜日の身体には憩いがある。精神科で外来診療していた時も同じような感覚があったことを思い出した。

（e）息

ふとしたタイミングで、「ふっ」とか「はっ」という息が漏れる身体がある。意図せざる身体のいたずらであるが、それがその場の雰囲気を大きく変えてくれる。こちらの身体はそういうものにかならず反応している。息には息で反応している。二人の息が変化することが雰囲気を変えるのだろう。

声を伴う場合もあるし、鼻息が荒い人もいるが、多くの身体は息などしていないかのようである。ふとした息漏れは、息をしていることを思い出してくれる機会でもある。

11．記述の工夫

主語を工夫した。「こちら」「相手」「身体」「人」を主に使い、「私」「受診者」はできる限り使わないようにした。また、「ここぞとばかり」「ぎゅっと」など、受診者の行動に付随する諸印象をできる限り組み入れた。多数例の個々の個別性をできるだけ拾いながら、かつ、共通性を掴んでいくことを目指した。

比喩的表現をある程度取り入れた。大仰なものは控え、自身の身体感覚にいちばんフィットすると思われる表現を選択するようにした。

Ⅳ．考察

以上の記述に関連して、記述の中に織り込めなかったいくつかの観点を、断片的なものにとどまるが提示する。

1．検診と受診

以下便宜のために、病気を早期発見するために年に一回程度諸検査と診察を受けることを検診、すでに確認されている病気の治療のために定期的に病院受診することを受診と定義する。

受診にやってくる身体もまた、はじめは検診にやってくる身体と大差はないように思える。しかし、受診を継続している身体は、受診自体がルーチーンと化した新しい身体となる。検診にやってくる身体の中で、すでに病気を持っていて治療を継続している身体がいるが、これらの身体は、治療を受けていない身体とくらべて全体的にリラックスしており、受診行動に習熟している。習い事に定期的に通っている身体のようにこなれている。

2. ゆるみ

中でも、精神科の治療を受けている身体は目立つ。通常の親しい関係以上に力が抜けている。力を抜いているというより力が入らないという印象でもある。微かにではあるが破滅感がある。それはどこかで一度「壊れた」ことのある人に特有の「ゆるみ」である（かつて統合失調症の直観診断でプレコックス感というものがあったが、それに似ている）。精神科医としての仕事を長くしてきた私には一瞬にしてわかり、懐かしい気持ちになる。

この「ゆるみ」は、病気や生活環境のせいだけでなく、治療効果そのものでもあるようだ。

身体疾患の大病を患ってそこから回復した身体にも、産後のお母さんにも、同様の「ゆるみ」がある。「ゆるみ」はいずれ「しなり」（しなやかさ）を引き寄せるだろうか、「たるみ」に吸い寄せられるだろうか。

3．職種と地域

スーパー店員の身体は相手の挙措に即座に反応する瞬発力を感じる。身体のトリガーが相手に置かれているようだ。

学校の先生たちの身体は意外に普通。運動量は豊富なはずだが、身体性としては事務職的身体である。

経営者の身体は、問うてくる身体である。黙っていても、「君はどうなんだ」と問いかけてくる雰囲気がある。鷹揚に構えていても隙がない身体でもある。

下町色の強いA地域に出張することがある。その健診所にくる身体は、野生動物のような不敵さがある。医師受診者関係を軽々と乗り越え、素の身体として対峙する。ほのかな誘惑が漂いすらする。気が合うと、本気で「会えてよかった」という表明がなされる。気が合わないと、「なんやこいつ」という態度が露骨に出る。良くも悪くも「露骨」的であり、不敵に構えている。T地域での健診でいつも見られるような、身体と「われ」との解離がなく、「われ」が触覚的に迫ってくる。

4．皮膚について

身体を見ているとき、目は皮膚を見ているはずだが、実際には皮膚は見えていない。皮膚の前面に、形態や質感や運動性がせり出しており、皮膚はその中でひっそりとしている。ただし、何らかの異変（小さな黒子でもよい）があればそれが小さなものでもすぐに目をひく。一度スポットライトを浴びるともう元には戻れない。

異変としてよく見かけるものに、アトピーがある。長い患いの歴史を想い、ねぎらいたい気持ちになる。と同時に、ある種の美意識が刺激される。

まだら状の色素沈着のある身体、大きな母斑がありそこから濃厚な毛髪が生えている身体、毛深い身体、手術痕のある身体。

皮膚の異変は身体にさまざまな装飾的紋様を刻んでいる。それがまさに身体であることをまざまざと見せつける。私は見て見ぬ振りをするが、その紋様の持つ強度に私の身体はくらくらする。

V．おわりに

受診者の身体性を感知するためには、こちらの身体のコンディションが大きく影響する。こちらの身体が疲れていると、感知力は低下する。疲れていなくても、久しぶりの診察だと最初の数人は診察のリズムがつかない。そういうときも身体性についての感知力は鈍る。逆に、こちらの身体が好調すぎても、相手の身体性をキャッチしづらい。ちょっとしたエアポケットのような時間が訪れることが肝要となる。

また記述にも要注意である。一度記述してしまうと、今度は実践の中でそれを再確認しようとしてしまう。するとまた、全く別の身体性が現れる。この記述と考察も、まとめを書いて閉じようとすればするほど新たな展開が生まれてしまう。

検診は医療制度によって規定されたものであり、診察場面における受診者と医師の振る舞いは大いに制度化されたものである。制度化されているからこそ、初対面の相手に二、三分で肌を露出し内臓の様子を探られるという、通常ではタブーとされる身体接触が執り行われる。医師は相手の身体を「モノ」として扱うことが通例だが、それは身体に失礼だと私は感じてしまう。私は出会った身体たちの様子を記述したが、さまざまな様子の向こう側には主人を失った身体たちが佇んでいる。それらには主体という司令塔がなく、身体が身体そのものの意向によって動いている。何を考えているのかは全くわからない。それらは少し不気味で少し懐かしい。

最後につい最近発見したことを記す。ふと思いついて、私が怒りを感じる知人を受診者として診察している場面を想像してみたところ、怒りがうそのように消えて、やさしい気持ちになれた。怒りの感情は徐々に薄れていくことはあっても、心理的な操作によってこんなにも簡単に消えることはなかったのでわれながら驚いた。この現象にはさまざまな要因が絡んでいると思われ、それらを解きほぐすにはまた時間を要するが、聴診や触診を、相手をモノ扱いせず、相手の身体と自身の身体との交感の場として行うことが医師の感情コントロールに大きな影響を与えていることを実感できたことはうれしい発見である。

本稿は、第九十四回臨床実践の現象学研究会（二〇一七年十月七日、東京大学）で発表した時に使用したレジュメ原稿に若干の修正を加えたものである。

第Ⅱ部

記述をつかまえる

臨床が記述を生み記述が臨床を生む

Ⅰ．精神科医にとっての記述

精神科医にとって、記述は特別な意味をもつ言葉である。精神科医は患者の診察をするが、その中心は患者との会話である。それによって患者の心の中を聞き出し、理解しようとする。その中から、患者が精神科を受診している理由を浮かび上がらせ、問題点を整理する。症状のいくつかを確認し、それらを手掛かりに診断にまで至る。そのうえで解決のための方法を患者に示し、治療という共同作業に患者を招き入れる。

身体科医も似たような経路を歩むが、身体科医にとって患者の語る症状は身体疾患に起因するものであるので、患者の身体の検索が優先される。少なからぬ検査が実施され、診断がなされ、治療内容の決定とともに定期的な検査の計画が盛り込まれていく。

身体科医にとっての諸検査が精神科医にとっての記述にあたる。精神科医は患者の語りや振る舞いの中から患者の症状を抽出し、それらの症状がどのように関連しているのか、患者の精神世界がどのような状況に陥っているのかについて見当をつけるのだが、そのための方法が、検査ではなくて記述なのである。検査には正常値という客観的基準があるが記述にはそのような外的基準はない。精神科医自身の心の内にある内的基準があるのみである。そもそも人の精神や心を扱うのであるから、その病いの具合や程度を測るモノサシはやはり精神や心でなければ釣り合いが取れない。しかしだからと言って、精神科医の思いのままに恣意的な基準が適応されるというわけでもない。記述を学ぶための書物は多くあるし、先輩医師から指導も受ける。同僚たちとの議論を通してどのような基準が適切であるのかについての示唆を受けることも多い。そのためには詳細に記述された症例をじっくり検討しあうことが不可欠となる。先行する記述から学び、それを参照しながら自ら記述を重ね、また自身の記述も同僚たちの検討に付すことでさらに記述の精度を高めていくというプロセスが精神科医を成長させ精神科医の判断の妥当性を高めていく。

ここまでの文章で想定している記述の具体的な様式を確認しておこう。

まずは、カルテ記載である。患者との会話の一部を記載し、患者の表情や態度も記載し、全体的なアセスメントと治療のプランを記載するのが通例のカルテの様式である。

次に、症例検討等のために患者の全経過を詳細に記載した、カルテとは別個の文書（いわゆるケースレポート）である。

次に、精神科医の頭の中で、患者の発言の意味や患者のおかれている精神状況について自問自答を重ねる場合である。これは文書としては出力はされないが、これも記述の行為の一つであろう。患者と対面中にも働いているだろうし、入浴中でも頭の中をかけめぐっている場合もあろう。

次に、患者との会話や、同僚との会話の中で、患者についての記述を口頭で語ったり、時には患者の身振りや仕草を模倣したり、推敲の余地のある文書ではなく即時的なパフォーマンスによって表現される記述もある。

最後に、患者自身が書いた日記やメモなどの記録を挙げよう。これらは患者による自己記述とみなすことができる。

Ⅱ. 私にとっての記述

先に挙げた記述の諸相についての考え方は私なりの見解であり、かなりの拡大解釈を含んでいるが、それでも他の精神科医にとっても概ね受け入れ可能な範囲であると思われる。しかし私は記述についてさらに特殊と受け取られると思われる考えを持っているので、それについて簡単に紹介しよう(1)。

1. 途絶と沈黙

私は精神科病院で働いていた頃、多くの統合失調症の患者たちの主治医をしてきた。慢性期となり、長期入院を余儀なくされている患者たちの中には、途絶と呼ばれる症状が見られることがあった。途絶は不思議な症状である。私が患者に何かを問う。すると患者は、私に向かって何ごとかを答えようとしてくれる。今にも、言葉が出てきそうな仕草、振る舞いが見える。私は返答を待ち構える。しかし、そこですべてが止まる。患者は今にも返答しそうな様子のまま、止まってしまう。私も、患者の返答を待ったまま、身動きひとつできなくなる。沈黙が支配し、患者と私は石のように固まってしまう。そのまま診察を終えるしかないこともあり、また数秒の後に言葉が出てくることもあったが、いずれの場合でも、その途絶の時間は、私にとっていたたまれないものであった。

統合失調症の患者と接する時の感覚は、通常の他者と接する時の感覚とはずいぶん異なる。しかし、なんと答えていいかわからない妄想を語りかけられても、支離滅裂な言葉に出くわしても、あるいは、全く反応してくれずに無視され続けても、それはそれで、(ああ、こういう人もいるのだ)とか、(ああ、こういうコミュニケーションもあるんだ)というふうに私は納得できていたし、このような例外的な感覚を好んでもいた。統合失調症の患者と接しているとわれわれの方が癒される、と精神科医療従事者の間ではよく言われるが、私も同感であった。しかしこの途絶ばかりは、癒されるどころか責め苛まれる体験であり、私としてもどうにかして解決したい問題であり続けた。

そこで何が起っているのかについて、私は精神病理学や哲学の文献を漁って考えを巡らせた。最終的には、長井真理が紹介していたデリダの見解[2]をヒントに、私なりの理解を得ることができた。

私たちが、根源的沈黙の中から言葉を発しようとするとき、根源的沈黙からある意味に向かう動きが生じる。これがフッサールの言う意味志向であり、デリダ・長井の言う第一の外出である。しかし、それでもまだ意味を獲得する手前の段階であり、自他未分の混沌の中で発話の予兆がうごめいているだけである。通常はこの段階は一瞬にして経過して次の段階、意味を獲得して表現として成立する段階（デリダ・長井の言う第二の外出）に至る。しかし、一部の統合失調症では、発話を意図するたびに、第一の外出の段階にしばらくとどまってしまうことがある。それが途絶と呼ばれる現象ではないか、という理解である。

一方、途絶の出る患者たちには、幻聴や妄想を大いに語る時期もあったが、その時期には途絶が出ず、スムーズに発話し会話できるという観察事実もあった。私は当初、途絶が幻覚妄想の歯止めになっているのではないかと考えたが、後に、幻覚妄想が途絶からの脱出口になっているという考えにも至った。途絶はおそらく患者にとっても大きな苦痛であり、なんとか第二の外出を果たしたいであろう。四苦八苦しながらも、通常の意味の世界になんとかたどり着こうとしていただろう。患者にとって、通常の意味の世界を獲得することは、その都度途絶と向き合いながら一つひとつ苦心して表現を重ねる、気の遠くなるほどの根気が必要な作業であっただろう。しかし、途絶という症状が、このような道を歩むように患者を導いているように私には思われてならない。途絶から逃れて幻聴を語り妄想を語るときの患者たちにはある種の開放感があり、苦悩の内容が語られるのではあっても、自由に語れることのうれしさにどこか酔っているようにすら見えた。しかし、この世界に出口はなく、自由に語れているように見えるが、語る内容や様式には相当に限定された型があり、決してそれを踏み越えることがない。その不自由感は、患者もどこかで感じ取っているのであろう。患者たちは時とともに途絶する場所に戻ってきたのである。

2. 途絶と記述

こんなふうに考えを巡らせることで、私なりに、おぼろげながら途絶の意味が見えてきた。すると不思議なことが起きた。それまであれほどつらかった途絶とのかかわりが、気がつくと、あまりつらくなくなっていたのである。それどころか、全く意味が発生していないと思っていた途絶の時間であっても、気がつけば、患者のわずかな言いよどみやかすかな逡巡が、まるで小川の中で見え隠れする小魚の一群のように、見えてきたのである。そうなるとそれはすでに私が考えていたような途絶ではなく、発語までの、不自然ではあるがひとつのコミュニケーションとして受け入れ可能な「非常に長い間合い」なのであった。私はしばしば茫然とした。

途絶について懸命に言葉にしようとする作業、つまり私なりの記述が成立したとき、対象としていた途絶そのものが変容し、消失してしまった。今まで私をさんざん困らせてきた途絶が、まるで私の記述の中に吸い込まれてしまったかのようであった。記述にはそのような力があることをあらためて感じたが、結局は私のひとり相撲であったという見解も当然あるだろう。私もかなりの部分でそのように思うし、そうであっても全く構わないと思う。けれど私の記述を読まれた方々に、なるほどそういうこともあるだろうと思っていただけるなら、案外ひとり相撲ではない部分もあることになるだろう。

ここからさらに考えを広げて、私は次のような認識に至った。それはつまり、この途絶の仕組みが、記述の仕組みそのものなのではないか、ということである。先の記述の、「患者」を「私たち」に置き換えて考えてみよう。とりわけ私たちがはじめて臨床に立ち、はじめて記述をしなければならない局面を迎えたときを思い出してみよう。今しがた目の前で展開され、自身も深く関与した臨床の局面を、どのような言葉で表現すればよいだろうか。それまで私たちが日常生活で培ってきた表現力で太刀打ちできるであろうか。研修時代に習ったいろいろな専門用語を並べ立てようか。患者が語った言葉は本心か、自身が考えていたことは何か。初心の頃、言葉にならない何かに圧倒され、いざ記述しようとしてもなかなか言葉が出て来なかったという経験は誰にでもあるだろう。それはまさに、統合失調症患者の途絶と同様の体験である。このような記述の不可能性をも途絶と呼ぶことにしよう。臨床に携わる人々は、はじめはこの途絶に苦しむことはあっても、経験を重ねるにつれ、さまざまな認識や振る舞いを獲得するようになる。その業界の常識と呼ばれるものも大いに取り入れられるだろう。記述に関しても、こういう場合はこのように記述する、というさまざまな流儀やスタイルを学び、いつしか、途絶に悩まされることもなくなり、専門用語や業界のジャルゴンを上手に使いこなすようになるだろう。

しかしこの姿は、幻聴を語り妄想を語る患者にそっくりである。やはりそこには出口はない。根無し草のような言葉が気楽な空談として行き交うだけの、考えようによっては病的な状況におちいってはいないだろうか。途絶を苦心して乗り越えたのではなく、途絶にうっちゃりをかけて、借り物の言葉で代理的な満足を得ようとしていないだろうか。

真新しい出来事が発生した時には、話は別かもしれない。記述しようとするやいなや、途絶が訪れるのかもしれない。しかし空談に陥っている精神にとって、本当に真新しい出来事が到来するのかどうか、疑ってみる必要がある。それよりも、日々の臨床こそ真新しい出来事の連続であることを前提としなければならないだろう。そうすると、それらを記述するには日々途絶が立ち現れるに違いない。途絶との戦いを粘り強く続け、その場面その場面を、借り物ではない自分の言葉で彫り上げるという作業が、記述の本道である。苦心の連続ではあるが、それは発見的であり、また創造的な行為でもある。苦心して得た記述は、文字通り臨床を変える力を秘めている。

3. 垂直軸と水平軸

私の場合、途絶のさなかで言葉を探す時、酸素ボンベなしに深い海に潜るような感覚を味わう。記述しようと思う場面を思い浮かべつつ、それにぴったりとあう言葉を探していると、さまざまな想念が湧いてくる。連想が連想を呼び、何をしようとしているのかすらわからなくなる。意識が空白に近づき、妙なところをさまよい始める。息をあまりしなくなるので、息苦しさがつきまとう。自分と対象との距離感が消え、何かと融合して自分が溶け出すような感覚も湧いてくる。対象を記述しようとしているのか自分自身を記述しようとしているのかすらわからない。そのような中、ふと言葉が湧いてくる。降りてくる、と言ったほうがよいかもしれない。たいていは意外な言葉だ。あまりにも無関係な言葉であれば手放すが、ちょっと何かに関係がありそうだと思ったら、メモしておく。後日、また、そのメモを睨みながら、意識の海に潜る。そのような作業を繰り返すことが記述することであり、今まさに書いているこの文章も、それに似た作業によって作られている。

この作業は、垂直軸の作業である。

話は少し飛ぶが、中井久夫に次のような言葉がある。(3)

「精神科医という職業は一種の翻訳者、それも少なくとも統合失調症の場合には、散文よりも詩の翻訳者に近いところがありそうに思うことが時々ある。(中略)ではなぜ詩ではなくて訳詩なのか。詩であったならば、私の器量では精神科医としての営みができなくなっていたにちがいないと私は思う。精神科医の分際とは、文化移転者であり、翻訳者でなかろうか。」

私はこの言葉に魅せられて、詩の翻訳と精神科医の仕事についての考察をまとめたことがある。(4)

そもそも、詩の美しさはその本質において、使用されている言語そのものの美しさ以外の何ものでもないので、詩を他の言語に翻訳することは本来不可能なことである。それをあえて行う場合、翻訳者には、翻訳先の言語を使用して新たに詩を作るのに等しいくらいの詩的センスが要求される。その作業は職人仕事であることを中井は強調する。

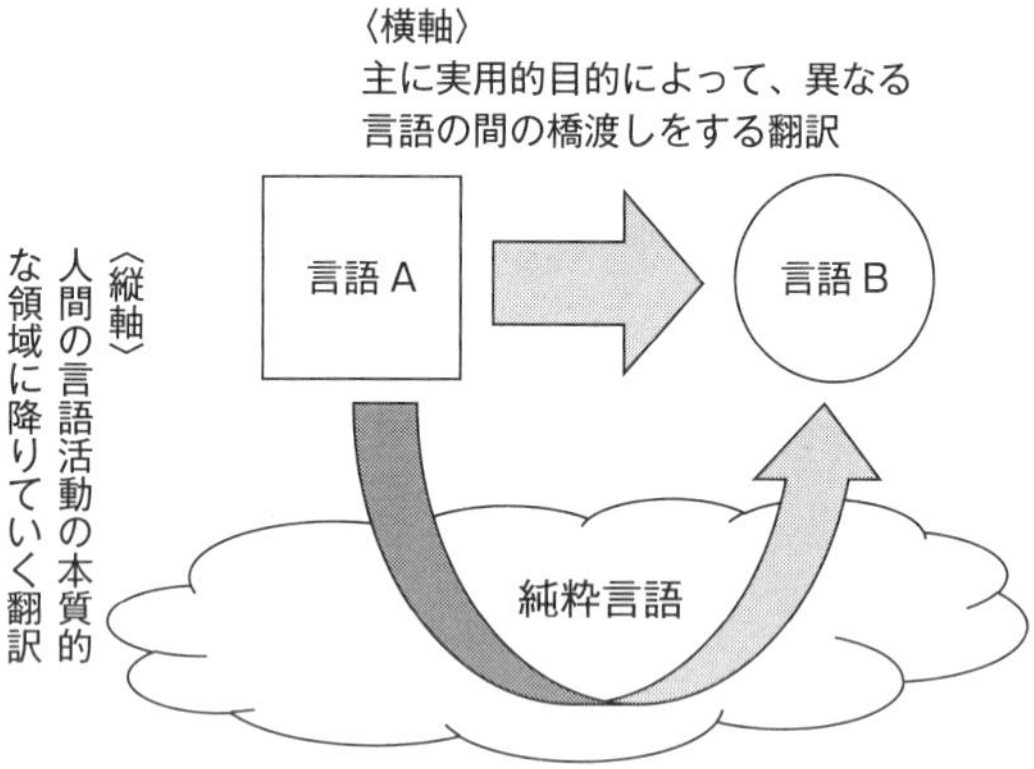

図1　翻訳作業の縦軸と横軸

「実際の私は、原文を筆写し、朗読、黙読し、そのうちに何かが深部言語意識に届くことを念願するのみである。」

私はこのような詩の翻訳作業を垂直軸の作業であると捉えた。一方、水平軸の翻訳もある。それは、言語の美しさを追求するのではない、実務的な文章の意味内容を過不足なく伝えるタイプの翻訳であり、散文の翻訳である。翻訳者は深部言語意識にまで降りる必要はなく、翻訳元の言語と翻訳先の言語との間を、浅瀬の部分で行き来し、調整を図ってゆけばよい。概念図を示す（図1）。

（ここにある「純粋言語」はベンヤミンの概念であり、さまざまな言語の根底にある真理の

言語であり、沈黙の言語であるとされる）

翻訳の対象となる文書の性質によって、垂直／水平のバランスは異なる。マニュアル的なものは、徹底的に水平軸であるべきだし、小説のような文学作品は散文とはいえ、いくらかの垂直軸が入りこむだろう。

記述に話を戻そう。私は記述の垂直軸を強調してきたし、記述は垂直軸を持つことがその本性であると考えている。しかしもちろん水平軸もなくてはならないものであり、垂直軸は水平軸と構造的にしっかり組み合わされていなければバランスを失う。ここではこの水平軸に、「ナラティヴ」という行為を置いて考えてみたい。

Ⅲ．記述とナラティヴ

1．ナラティヴについて

ナラティヴ・アプローチ、ナラティヴ・セラピーと呼ばれる精神療法がある。(5) ベイトソンをはじめとするアメリカのコミュニケーション学派の考えを基本においたシステム論的家族療法から発展してきたものである。現実と呼ばれるものは純粋に客観的に存在するものではなく、人々のコミュニケーションを通じて言語を媒介として構成されるものであるに過ぎないという、社会構成主義の考えを取る。クライエントの語りを「物語」として受け取り、さまざまな介入を通して潜伏するオルタナティブな「物語」を浮き彫りにし、クライエントの「物語」の変容を目指していくものである。

しかし「ナラティヴ」という概念はさらなる広がりを見せている。

一般の医療の世界にも、エビデンス・ベイスド・メディスンに対抗してナラティヴ・ベイスド・メディスンという考えが登場している(6)。これは、医療人類学者アーサー・クラインマン(7)によって、患者の「病いの語り」から症状のみを抽出して医学化するのではなく、苦悩の「物語」として傾聴に努め、患者の「解釈モデル」を明らかにしたうえで医療的な関与を検討することが重要であるとされたことと呼応している。クラインマンの考えは「医療面接」の基本姿勢として医学部の学生教育にも取り入れられている。

また、「物語」という用語はリオタール(8)に端を発するポストモダン思想に直結する。リオタールは、モダンを規定するような全体的なビジョンを示す知としての、キリスト教やマルクス主義、科学主義等をすべて「大きな物語」と捉え、それらの物語がすでに終焉を迎えており、人々は身の回りのローカルな知としての「小さな物語」を生きるようになったと考える。すべては物語であるという考えは「ナラティヴ」に直結し、精神療法や医療の領域を超えた、現代の思想にまで拡大している。

さらに「語り」というもうひとつの側面がある。ナラティヴ・データという言い方に現れているように、対象者による音声的な生の語り（トーク）をナラティヴと呼び、それを録音したもの（あるいは逐語記録化したもの）を一次データとして扱った質的研究が推進されている。

このように、「ナラティヴ」はさまざまな意味を担いつつ私たちの臨床に大きな影響を与えている。日本の医療もいつのまにか消費者（利用者）中心主義が強くなり、患者は患者様と呼ばれ、患者の「言うこと」を尊重し可能な限り患者の希望がかなうように努力するように方向付けられている。医学という「大きな物語」をある程度犠牲にしてでも、患者の要望という「小さな物語」を優先させようとする。とりわけ緩和ケアの領域ではそれが徹底化され、スピリチュアルケアというものも視野に入れながら、患者の「ナラティヴ」を聴取することに大きなエネルギーを注ぐ。精神医学の領域でも、「べてるの家」という自らの精神の病いを堂々と公衆に向かって語る患者集団が現れ、ある種の社会現象となり、当事者研究と呼ばれる活動も盛んになった(9)。精神科の診断にしても、医師の直観を尊重する従来型の診断作法が顧みられなくなり、ＤＳＭ[10]という操作的診断基準が重視されるようになった。ＤＳＭによる診断は、患者による「語り」に大きく依拠している。患者が幻聴を思わせることを語り、妄想的な言葉を連綿と語れば、そのまま幻聴や妄想と認定されてしまう可能性が高くなり、経験豊富な医師による直観に基づいた診断は過去のものとして退けられてしまうようになっている。

2.「書くこと」と「話すこと」

かねてより記述や直観的診断を重視する立場に対して、それは医師から患者への一方的な押しつけ、勝手なレッテル貼りであるという批判があった。医師が真理をになっているという保証などどこにもないのだからもっともなことである。水掛け論を避けるために、一つの視点を提示したい。

それは、「書くこと」（エクリチュール）と「話すこと」（パロール）の対比である。ここでは記述は「書くこと」に属し、ナラティヴは「話すこと」に属すると考える。「書く」や「話す」という行為は幅広く行われる言語行為であり、記述的ことがらを人に話すこともいくらでもあるし、文書に書かれたナラティヴもいくらでもある。しかし、記述の本質を考える時、記述とは途絶のように言葉にならない体験、言葉になりにくい体験に言葉を与えていくことであるから、〈人に話す〉というアドリブ的場面でそのような記述を生みだすことは非常に困難である。断片的に浮かび上がって来た言葉を紙に何度も書きつけては消すという時間を経て初めて表現として成立するものであるので、記述はその本質において「書くこと」なのである。いったん成立した記述であれば、それにさまざまなヴァリエーションを加えつつ〈人に話す〉というアドリブ的な時間性の中に投入することが可能である。逆にこのような時間性においては、本源的な意味での新しい記述を生みだすことは非常に困難である（良き聞き手との発見的な対話ができれば可能であるかもしれない）。〈人に話す〉ときは、すでに記述されていること、すでに物語の形式にまとめあげられているもの、なんらかの形でパッケージ化されていてある程度コントロール可能なもの、に話し手は依拠している。そこには日々の豊かな体験世界が、〈語り〉というライブな時間性の中で展開される。つまり記述は言葉の生成に立ち会い、ナラティヴはすでに成立した言語表現を活用して「物語」を生成するのである。このように考えると、記述とナラティヴとの協働的関係が見えてくるのではないか。

	α	α＋β	β
a	1	2	3
a＋b	4	5	6
b	7	8	9

図２　花村の９区画図の基本構造

3．9区画図

ここまでの議論を踏まえて、試みに、記述と「ナラティヴ」にまつわるさまざまな事象を、花村誠一[11]の9区画図の基本構造のみを借用した図を用いて図示してみよう（図２）。

花村の研究は、統合失調症の精神病理学だが、図２はその図の基本構造のみを抽出したものである。中間項の規定に特徴があるので説明しておこう。縦軸の場合、a、a＋b、b、と並んでいるが、中間項のa＋bはただの足し算ではない。そもそも、aとbは対照的な項目として設定される。そしてその中間項は、aとbに分化する以前の原初的特性を持ったものであり、かつ、両者のハイブリッド的結合でもあるとされる。横軸も同様である。つまり、区画の番号でいうと、1、3、7、9と比較して2、4、6、8は言語を超

		ナラティヴ		
		小さな物語	ポリフォニー	大きな物語
記述	ルポルタージュ	当事者研究 樽味伸 パラレルチャート 藤村邦の小説	コラージュ フィールドワーク	歴史
	途絶	横田謙治郎 杉林稔	モニュメント ヴィジュアル・ナラティヴ カーニヴァル	神話 スピリチュアル
	現象学	西村ユミ 村上靖彦	哲学カフェ	フッサール

図３　記述／ナラティヴの９区画図

えた世界が持つインパクト（強度）を孕む。また区画５は二つの軸の強度が合流するため、いっそうの強度がみなぎる。

さて、この図の、縦軸を記述、横軸をナラティヴと見立てよう。

縦軸の項目は、ルポルタージュ、途絶、現象学とし、横軸の項目は、小さな物語、ポリフォニー、大きな物語、としてみた。

そして各区画に思い当たるものを配置してみた（図３）。いい意味での「いい加減さ」と意外な発見を目指したものであるので、細部の不整合には目をつむって、全体的な配置の妙味を鑑賞していただければ幸いである。

図3の説明

（1）縦軸の三項：記述は「途絶」を乗り越える垂直軸の動きであるが、体験の構造に向かって現象学的にさらに垂直に掘り下げる方向の記述と、体験の内容を生の言葉でわかりやすく記述してゆく方向とがあると考え、前者を「現象学」、後者を「ルポルタージュ」とした。

（2）横軸の三項：「ポリフォニー」はバフチン[12]の概念でナラティヴでよく参照される。「多声性」と訳されるように、現実は、個々人の固有の「声」（小さな物語）が異種混交的に入り乱れているものであり、全体的に統一された「声」（大きな物語）による支配があるのではない、という世界観。不均一な多数の「語り」が同時多発的に生成するという強度的世界でもあるため中間項に置き、「小さな物語」も「大きな物語」も、どちらも「ポリフォニー」的雑多混交から分離されて抽出されたものであるという視点を取った。

（3）1の区画：樽味伸[13]は早世した精神科医。ナイーブで語りかけるような記述を残した。パラレルチャート[6]は緩和ケアの領域で注目されている技法で、患者のケア記録と並行して、ケア提供者のさまざまな心の動きを記録するもの。藤村邦[14][15]は精神科医・渡辺俊之のペンネーム。自身の経験を素材とした小説を発表している。

（4）2の区画：フィールドノートは人類学者によるフィールドワークの個人的記録。この記録が整理されることでエスノグラフィー（民族誌）が生まれる。[16]

（5）4の区画：横田謙治郎[17]は精神科医。独自のスタイルで統合失調症の記述へのチャレンジを続けている。途絶から直接生まれたような彼の記述の言葉は読解困難でありながら多くのインスピレーションを与えてくれる。

（6）5の区画：「途絶」と「ポリフォニー」という一見大きく矛盾するように見えるエレメントを兼ね備えるものとはどのようなものだろうか。バフチンが注目した「カーニヴァル」はポリフォニーの最たるものだが、激しい喧噪は結局全く何も語れないに等しいという経験的実感も伴う。また「太陽の塔[18]」のような「モニュメント」は黙して語らず途絶したままだが、しばらくその前に立っていると世界中の人々のざわめきが聞こえてくるような感覚を覚えることも経験的事実である。やまだようこはマンダラ図などの異種混合的な図をヴィジュアル・ナラティヴ[19]と呼び、独自の視点を提示している。いずれにしてもこれらの事象は強い強度を放散している。

（7）7の区画：西村ユミ[20]は、現象学的看護研究の第一人者である。看護師の「語り」の分析から看護師の体験世界を現象学的に照らし出す。村上靖彦[21]は哲学者。西村の手法を参照した看護研究に取り組む。独自の「語り」分析を展開し、あらたな現象学を構築している。

（8）8の区画：哲学カフェ[22]は草の根運動的な哲学的議論のための公開討論会。一九九二年パリで始まった。日本では二〇〇〇年に大阪大学の臨床哲学教室が初めて導入し、その後全国的な広がりを見せている。

Ⅳ．おわりに

臨床にはさまざまな出来事がおこる。けれどどんな出来事がおこっているのか、言葉にすることはなかなか難しい。

いつもうまく言葉にならなくて、正確に記述することをあきらめていることがいっぱいある。いろんなことを経験しているはずなのに、何を経験しているのかを正当に記述できず、別の言葉でごまかしてしまうことは悲しいことだ。

この研究会（臨床の記述研究会）では、私たちが臨床で得ている貴重な体験を思い思いの方法で記述していくことを目指す。記述することで生まれてくるものを大切にする。記述することを自体についても、それがどのような行為であるのかについて検討し、考えを深めていくことを目指す。

精神科・心理領域を中心領域とするが、この研究会のテーマは看護・ケア・リハビリ・福祉の領域、哲学・文学・文化人類学といった人文領域などの関連諸領域とも深く関連する。それらの領域の方々とも積極的に交流していきたい。

臨床を記述することは苦しい作業だがそれでも記述をあきらめないでいたい。臨床が記述を生み、記述が臨床を変えるのだから。

本稿は第一回臨床の記述研究会（二〇一四年十一月二日、高槻市）で発表したものである。

（1）杉林稔『精神科臨床の場所』みすず書房、二〇〇七年
（2）長井真理『内省の構造　精神病理学的考察』岩波書店、一九九一年
（3）中井久夫『私の日本語雑記』岩波書店、二〇一〇年
（4）杉林稔「詩の翻訳者としての精神科医―中井久夫の訳詩体験から学ぶこと―」日本芸術療法

学会誌、四二（二）：二一―二九頁、二〇一一年（『精神科臨床の足音』星和書店、二〇一五年所収）
(5) 小森康永、野村直樹、野口裕二編『ナラティヴ／セラピーの世界』日本評論社、一九九九年
(6) リタ・シャロン（斉藤清二、岸本寛史他訳）『ナラティヴ・メディスン　物語能力が医療を変える』医学書院、二〇一一年
(7) アーサー・クラインマン『病いの語り　慢性の病いをめぐる臨床人類学』誠信書房、一九九六年
(8) リオタール『ポストモダンの条件　知・社会・言語ゲーム』水声社、一九八九年
(9) 浦河べてるの家『べてるの家の当事者研究』医学書院、二〇〇五年
(10) 日本精神神経学会監修『DSM-5 精神疾患の診断・統計マニュアル』医学書院、二〇一四年
(11) 河本英夫、花村誠一、ルーク・チオンピ『精神医学―複雑系の科学と現代思想―』青土社、一九九八年
(12) バフチン『ドストエフスキーの詩学』ちくま学芸文庫、一九九五年
(13) 樽味伸『臨床の記述と「義」』星和書店、二〇〇六年
(14) 藤村邦『星の息子　サバイバー・ギルト』文芸社、二〇〇九年
(15) 藤村邦『After glow ―最後の輝き―』文芸社、二〇一二年
(16) 野村直樹「フィールドノートから考える医療記録」N：ナラティヴとケア、二：七三―八三頁、二〇一一年

(17) 横田謙治郎「精神病理学のおかしみ―統合失調症において統合失調症者とかかわる「私」の原論―」治療の聲、一四（一）：六五―七三頁、二〇一三年
(18) 杉林稔「太陽の塔と精神科臨床―緊張病性エレメントを超えて―」最新精神医学、一九（六）：四八七―四九二頁、二〇一四年
(19) やまだようこ「ビジュアル・ナラティヴと時空間」こころと文化、一二（一）：四八―五三頁、二〇一三年
(20) 西村ユミ『語りかける身体―看護ケアの現象学』ゆみる出版、二〇〇一年
(21) 村上靖彦『摘便とお花見』医学書院、二〇一三年
(22) 松川絵里、樫本直樹、三浦隆宏他『哲学カフェのつくりかた』大阪大学出版会、二〇一四年

精神科臨床における記述の本領

I．はじめに

記述とは私たち精神科医にとって何であろうか。考え始めたとたんその事象があまりに広大であることに気づかされる。臨床哲学を標榜する鷲田は次のように書く[11]。

記述とは、なにかを模写することでも記録することでもなく、そのなかではじめて「事象」があるプロフィールをもって現われてくることになる場を拓くということである。〈記述〉は、わたしたちの世界経験の濃やかな襞のすみずみにまでまなざしを挿し込んでいく知的な冒険のことである。

なんと輝かしい言葉だろう。この美しい答案を横目にしながら、探索を始めたい。

Ⅱ．記述精神病理学の推移

まずは事典から出発しよう。

『増補版精神医学事典』(1)（一九七五年）の巻末の索引を見ると、記述という語が含まれている語句は、「記述精神医学」「記述的現象学」「記述的人格モデル」「記述的精神病理学」「記述的分節的心理学」の五つ。いずれも単独項目としてではなく、他項目の解説文の中に含まれている形である。この事実には少し驚かされた。

「記述精神医学」は「力動精神医学」という項目に現れる。力動精神医学は、「記述精神医学すなわち、精神現象の厳密な記述をその方法論的基礎とする精神医学に対比して用いられる概念である」（岩崎徹也）と記されている。

「記述的現象学」は「現象学」の項目にある。

「今日の精神病理学に影響を与えている現象学は、ブレンターノおよびその弟子フッサールのそれである。精神病理学において現象学的方法という言葉を初めて述べたのはヤスパースで、この場合は、病者の主観的体験そのままの記述を意味した。この記述的現象学は後に述べる今日の現象学的精神病理学方法とはことなる」（荻野恒一）とある。

「記述的精神病理学」は「精神病理学」に登場する。「どちらかというと精神症状の記述、分類、命名や疾患単位、臨床単位の類型化を主なる目的とする記述的精神病理学と、症状内容や患者の内的世界に主として光をあてる力動的―、了解的―、人間学的精神病理学などとに分かれる」（笠原嘉）。

「記述的分節的心理学」は「了解心理学」にある。「了解心理学」の定義がふるっている。曰く、「ナイーブな立場に立って事象を理解し、了解することを科学的知識の前提とする心理学」（秋谷たつ子）。定義の部分で「ナイーブ」というかなり曖昧で意味内容が移ろいやすい言葉が使われていることに驚く。しかししばらく眺めていると、この「ナイーブ」という言葉、悪くない。和製英語だが、「飾り気がなく素直」というポジティヴな意味と「傷つきやすい、単純」というネガティヴな意味とがあるようだ。「ナイーブ」であることは記述の方法としても重要なことなのかもしれない。『記述的分節的心理学』は了解心理学の主唱者であるディルタイの論文名でもある。彼はその中で「心的構造は部分要素の寄せあつめから成るのではなく、一つの全体であるから因果関係から説明されるものではなく、直接的所与である生きた全体的連関をできるだけ確実に記述し分析してその構造を明らかにすべきもので、それには内省と主観の体験にたより了解すべきものであり、感情移入による意識内部の省察をその本質とした」（秋谷たつ子）。

最新の事典ではどうか。『現代精神医学事典』[2]（二〇一一年）には、ひとつだけだが「記述精神医学」という項目が単独項目として採用されている。「記述とは本来、地理学を含む広義の歴史学の方法論として、事実を正確に記録することを指す。記述知は科学知とは異なり、必ずしも因果関係の探求を志向しない」（岩井圭司）とあり、「記述知」という表現は新鮮である。

また「意識［現象学的精神医学］」という項目には、先に引用したような精神医学における現象学の二つの流れの解説があり、ヤスパースに始まる記述現象学派はフッサールの本質直観を排除しており、ビンズワンガーらに始まる現象学的精神病理学派は「客観的に知覚し記述することはできないが本質直観によってのみ捉えられる『関係』そのものこそが、実体よりも重視されることになる」（生田孝）として、「本質直観」を受け入れるか否かが分水嶺であるという見解が示されている。

「精神病理学」という項目では「いかなる立場に立とうとも、精神病理学が、面前する生きた病者の臨床的観察と記述とに基礎をおくべきことに変わりはない」（松本雅彦）と締めくくられている。松本の見解は後にあらためて紹介する。

さて、事典を覗き見ただけでも察しがつくのは、精神医学における記述の概念は、ヤスパースに始まる記述現象学派の占有概念であり、それは「精神症状の記述、分類、命名や疾患単位、臨床単位の類型化を主なる目的とする」ものであるということだ。確かにそれは、それがなくては精神医学とは呼べない代物になってしまうような、精神医学の骨格となる領域である。しかしこの記述には、あたかも病理医が遺体解剖の際にふるう鋭利なメスのような冷徹さがある。

一方、現象学的精神病理学派は本質直観を武器に患者の体験世界を現象学的概念や時には力動的思考を駆使して一例が一冊の書物に相当するような壮大な記述を産出した。記述はその内容にばかり注目が集まり、記述そのものに潜む諸問題には目が向けられなくなった。先入見を極度に排したストイックな記述と本質直観にまかせて野放図に展開される記述。同じ現象学という知に依拠しながらも、両者は全く相反しあう。しかしいずれの記述にも過酷な運命が待っていたと言わざるをえない。反精神医学、構造主義、生物学的精神医学、ポストモダン思潮、グローバル化などが現象学的態度を批判し凌駕していこうとする時代を通して、精神科医がそれら目新しい光景に目を奪われているうちに、ストイックな記述は症候学へと矮小化され、壮大な記述は歴史的遺産としての地位を割り振られた。今や、精神医学において精神を語る言葉は貧しくなり、部分的局所的な脳機能を語る言葉が大手を振って歩いている。

Ⅲ．精神科臨床の視点から

1．臨床の中の記述

日々の臨床においては、記述は実践の中に溶け込んでいる。カルテ記載、ケースレポート、カンファレンスでの発言、自問自答、さらには自らの表情や態度なども含めて、あらゆる臨床的事象を再表出する営為を記述と捉えれば、記述を抜きにした臨床は仮想することすら困難であろう。

そのような「臨床の記述」の様相も、時代の影響を大きく受けてきている。カルテ記載ひとつとっても、昔のカルテと今のカルテとでは格段の違いがある。

かつて、精神科病院収容中心主義が強かった時代にあっては、記述現象学的な症状名がドイツ語で羅列されているにすぎないというカルテが大半であった。それらの記述は病者を閉鎖的環境に縛りつけておくことを正当化するための護符として機能していたと見ることもできる。精神科病院の開放化が進むにつれ、カルテには患者の病的ではない部分も多く書き込まれるようになった。どのような能力が残っているのか、どのような気持ちでいるのか、退院して地域で暮らしていくために何ができていて何が必要なのかという関心が記述にも反映されてきた。患者の発言をできるかぎりそのまま書き写し、それに対する書き手の印象やコメントも書き添えるというスタイルもいつの頃からか定着してきている。電子カルテに至ってははじめからＳＯＡＰという書式がデフォルト装備されている。

このあたりの問題は数え上げればきりがないのだが、たとえば多くの医師は診察しながらカルテを書くが、コメディカルによるカルテ作成は患者との交流を終えてからの作業になる。このありふれた事実だけからでも多くの課題が見えてくる。

また、記述は誰のためのものか、という観点も忘れてはならない。カルテ開示が原則とされ、カルテは患者のもの、とみなされるようにはなったが、それとは別の問題として考える必要がある。幻覚や妄想、昏迷や興奮、強迫や心気などの狭い意味での記述用語は元来は医療者側のための言葉であり一定の権威をまとっている。必要に応じて患者や家族にも伝えられるが、それは権威者から与えられた言葉としての性質を伴っている。患者や家族はそれらをありがたく頂戴するか、あるいは欺瞞に憤って反発するかのいずれかに陥るしかない。このような構図を鋭く指摘したのが反精神医学であったことは大いに評価するべきである。しかし反精神医学運動から生まれた記述の言葉は、どうしても政治的な色がついている。そのことはまた新たな問題を生み出してしまう。

今や世界のグローバル化に伴い、記述の言葉もマニュアル化し、記号化するようになった。人々は精神科医療の門を叩かずともインターネットなどを通じてあっという間に精神科の記述用語をサーフィンすることが可能であり、自身や周辺の人物をこれらの用語を用いて記述し、診断まですることが可能になった。医療の権威もずいぶんとメッキが剥がれつつある。「べてるの家」のような患者集団が生まれ、「当事者研究」と呼ばれる新たな運動もある。彼らが繰り出す記述は医療者による記述とは段違いに豊かで奔放である。当事者による当事者のための記述の今後に期待しよう。

2．記述の先達たち

日本の精神病理学で、記述を臨床に直結する問題として独自の考察を発表したり実践を行ったりした精神科医は私の思うところ安永浩（一九二九年生）、中井久夫（一九三四年生）、松本雅彦（一九三七年生）、村上靖彦（一九三七年生）、鈴木茂（一九四八年生）の五氏である。

順にみていこう。

まずは安永浩。『精神医学の方法論』（金剛出版）という名著がある。[12] 曰く、ヤスパースは「了解」を切り離し祭り上げて「神秘化」してしまった。ディルタイの「記述的分析的心理学」と「説明的構成的心理学」の区別の方がまだ使いやすかった。そもそもあらゆる言明は了解的にも説明的にもみうるのであり、表と裏のようなものだ。了解や説明といっても記述されなければなにも始まらない。特殊な体験をした人の体験談は未体験の人間にも十分了解できる。精神科の場合は患者の体験談をさらにわれわれが記述するという形をとらざるをえず、間接的な形になる。その間接的な体験談をどのように行うかが「精神病理の死命を制するほど重要な問題」になる宿命を帯びている。了解モデルを全くなしに体験を記述することは不可能であり、記述者の主観が入るのは避けられない。患者の自己記述そのものを抜き出してもそれは「疑問の多い一次的素材」であるにすぎない。

「結局、優れた記述というのは、記述された相対的な意味での〝実態〟自体が詳しいこと、記述者の了解モデルが公平でかつ控え目（必要最小限度）なことのほか、特殊な了解モデルを使った場合はそれがはっきりわかるように書いてあること、という程度に述べておくことができよう。」

了解か説明かという不毛な議論に一喝を与え、臨床と研究の双方にとって、記述のあるべき姿が示されている。

次は中井久夫。元来才能あふれる文筆家であり、中井が書く文章にはどれも記述についてのヒントがつまっている。精神医学的記述についてまとまった論考は見当たらないが、症例記述は何度読んでもめまいがするほどの魅力がある。とりわけ初期の統合失調症論に登場する何枚かの図表[6]は革新的な症例記述であり、臨床の記述の記念碑的作品として繰り返したち戻るべき場所であろう。

松本雅彦は、精神医学が操作化・技術化されていくことは病いを可視化して空間的に把握しようとすることであるが、それでは時間的な生成＝生まれることを見過ごしてしまうと主張した[4]。

「そこで失われている時間軸を補うものは、やはり言葉における『記述』でしかない。どのような患者に対しても、精神科医一人ひとりが、それぞれに、そのつど、新しい事態に当面しているわけであるから、そのつど新しい『記述』が生まれるはずであろう。」

脳科学全盛の時代にあって、記述が病いを空間化することに貢献することばかりに偏重している中、患者の生きている時間によりそうためにそのつど新しい記述を大切にしようという姿勢に私は大いに共感する。

村上靖彦は思春期妄想症という疾患概念をまさに記述的思考の積み重ねによって築き上げた人物である。長年継続されてきた症例検討会では、あくまでも事実に即して、患者の生きる世界を浮き彫りにするような症例記述に磨きがかけられてきた。村上自身も熱心な症例提示者であり続け、七十代後半になるまで症例記述の手を休めず、定期的に発信されていた。まさに記述の鬼とでも呼びたくなる。以下は二〇一四年のインタビュー逐語録からの引用である。(5)

「あんまりくそリアリズムになってね、拾わんでもいいものを全部拾ってね、情報全部ざーっと出せってのは、何言ってるかわからないわけです。僕の見た聞いた情報という、そこに先入観が入る入らないなんて、僕の見たということなんだから、だからむしろ先入観を持たずに、というよりはそういう先入観を持って聞いてるんだ、というか、自分がどういう考えを持って、…やっぱりね、もの見る時、理論が入ってるんですよ。でちょっと都合のいいものは拾うし都合の悪いものはちょっとこっちにのけるしというような、自然に聞き流しちゃうとか。気がついた限りは僕はその、そこの抵抗感みたいなものがさっき言った存在感を…出すと思うんです。あの、…それは、わざとちょっとやってる部分もあります。自分の考えの中で乗らないようなものをあえて。気がついた限りは入れてくる、というか。僕の考えでいくとこんなことあっちゃおかしいのに現実にはこういうことがあったということとありますので。だから一方ではやっぱり自分の理論で見ている部分がありますし、あの…それが混ざったのがケースプレゼントだと…思ってるんですよ。」

鈴木茂は今日でいう境界性パーソナリティ障害（当時は「境界例」と呼んでいた）の記述精神病理学を樹立した人である。[9] 当時、境界例に対する力動的解釈と治療技法の紹介ばかりが先行する中、氏の研究は緻密な記述の持つ力の素晴らしさをまざまざと顕示するものであった。

絶筆となった「精神病理学は精神療法に寄与しうるか？　境界例との関わりを通して」ではは記述がそのまま精神療法になる局面が語られている。(10)

「境界例の精神病理学を語る言葉は、そのまま治療行為のなかで患者に使用できる言葉でなければならない。（中略）それらの認識を語る言葉は、主観的・個別的な色彩を帯びつつも、他者との対話や将来に向かって開かれた柔軟性と未完結性を残している。」「そもそもコミュニケーションの本質は（中略）お互いの考え方や感じ方の違いを十分に浮かび上がらせる中から、自他の間で同一の言葉や観念に与えている意味にズレがあることを思い知る点にある。さらに対話を通じてお互いの間で意味の境界が曖昧化し、相手方のそれに影響されて自分自身の言葉の理解に変容が生じるようなら、それこそ対話から得られる最大のメリットであると同時に、境界例の精神病理に対する最良の『精神療法』になっているのではないだろうか。」

鈴木は他の論文で境界例患者との丁々発止のやりとりを詳細に報告している。(10)患者の発言の一つひとつの「揚げ足取り」をしているようにも見える、あえて衝突を避けようとしないこのやりとりの妙味は鈴木ならではのものだが、「患者に対する私自身の反応も一種の『症例』として提示される形になります」と書かれていて、これは記述者自身もまた症例化する局面として非常に興味深いものがある。

3．症例記述の意義と危険性

さて以上の議論をふまえて、症例記述とは何かについて考察しておこう。

ヤスパース的な記述が結局のところ症候学の域を出ないとすれば、臨床において記述が重要な役割を果たすのは、症例、あるいはケースと呼ばれるものにおいてであろう。われわれが臨床場面で直接出会うのは山田さんであったり山本さんであったりという個々の人物である。彼らが「症例A」に変身するにはわれわれによる記述が不可欠である。症例記述とは、一人の人物をめぐるさまざまな局面を時系列に沿って物語的な序列のもとにまとめあげられた言語的構成物、と呼べばいいだろうか。ヤスパース的記述は精神の諸要素についての断片的概念にとどまるので、記号的理解をすすめるのには都合がよい。昨今、脳科学の領域でヤスパースが再び取り上げられることが多いのはそのせいであろう。

症例記述はそのような断片化、記号化とは逆方向の作業である。疾患の経過に関連するような生育歴や生活史、家族状況、職場状況、あるいはまた面接場面での具体的な会話など、かなり雑多なものが適宜盛り込まれる。日記的なものから、壮大な一代記に至るまで、その様式や形態は種々さまざまである。そのような記述に不可欠なものは、当該人物のパーソナリティという要因であろう。その記述に、「人間」が書かれていないと十分な症例記述とは言い難い。「人間が書けていないと小説ではない」という考えがあり、小説家を目指す人にとっては大きな課題であるが、もちろんここで言っているのはそういうレベルのものではない。臨床の症例記述はノンフィクションでありドキュメンタリーであるから、それほどの才能は要しない。対象者についての情報の中から、その人らしさを示すエピソードなり発言なり態度なりを記述に盛り込めばよいのである。そうすることによって、一人の人物を「症例」とみなした症例記述が出来上がる。それは生身の人物の代替物としてさまざまな場面で活用されることになる。また実際のところ、この症例記述で最も恩恵を受けるのは記述者自身である。日常診療で知り得た膨大な断片的情報を一つの物語に編み直す作業そのものが、対象の人物に対する新しい発見をもたらすことも少なくない。記述にはこのような「鮮度」が求められる。

これらの症例記述は総じて、人格記述と総合化という方向性を持ってはいるが、あくまでも記述そのものに一義的な価値があるのであって、記述から得られる解釈や理論には二義的な価値しか認めない、という姿勢が重要である。この姿勢が失われれば、記述は容易に理論や概念のための例示に成り下がる。理論や概念のために不必要と思われる部分は削除され、必要と思われる部分が強調的に記述される。そうなってしまっては記述の本性は失われるだろう。「症例（ケース）」とは記述によって生成するものである以上、「症例（ケース）」はさまざまな力によって変容をこうむるナイーブな構築物である。

現象学的精神病理学派が生みだした重厚な症例記述には、症例がまるで精神科医のように語っている場面が少なくない。つまりは記述する精神科医による微細な作為、あるいは医師の興味関心にあわせるような患者の自己変容が記述内容に大きな影響を与えているのではないかという疑問が残る。

さらに言えば、「症例（ケース）」として扱う限り、医学のまなざしによる検閲が入ることは暗黙の前提になっている。よりよい医療実践を行うことが目的である以上そのことに大きな問題はないように見えるが、こと精神医学に限ってはこの点を見逃すことはできない。反精神医学が教えたように、精神医学のまなざしが精神疾患を作ることを忘却してはならないだろう。われわれが作り出す個々の記述はなんらかの制度的権力と結びついた言説（フーコー）へと回収されていくことに自覚的でありたい。

そのためにも、エキセントリックな記述や不可解な記述、意味不明な記述であっても、それらが医学化から逸脱し続けようとする記述である限りは一定の敬意を払い、真摯に受け止める姿勢を保つことが言説に回収されることへの抵抗手段となるだろう。また先に引用した村上の言にあるような、自分でも違和感のある記述もあえて入れておくという工夫も同様の対抗手段となろう。

Ⅳ．素足であること

1．素足と裸足

霜山徳爾は次のように書く(7)。

「心理療法にとっては素足性（Barfüssigkeit）ということが基本的に重要である。素足とは文字通り『はだし』ということであり、跣足のことである。心理療法の歴史を顧みると、始めのうちこそ患者があって理論が生まれてきた素足の時代があったようであるが、次第に大ていは誰でも、まず自分の気に入った理論という靴をはいて患者を診るようになってきた。靴をはくのは自分の足を保護したり、外見をよくしたりするのには、たしかに役に立つかもしれない。しかし言葉通りの隔靴掻痒という現象もすべての心理療法の各流派について出現してきたのも事実である。大地に、患者に、そして患者を生んだ文化に、素朴にしっかりと、はだしで立つことは、何か土くさい、ローカルなこととして考えられるようになってきた。しかし心理療法というものは、もともとローカルなこととして始まったのである。」

このことは心理療法のみならず、記述についても当てはまるだろう。

ところで素足と裸足はどう違うのか。霜山は区別していないが、辞書によると、素足は靴下を履いていない状態、裸足は靴下も靴も履いていない状態を指すらしい。靴下を履かずに靴を履いている場合は、それは裸足ではなく、素足に靴を履いている、と表現される。このような区別を取り入れるとしてもやはり、記述は素足であるべきだ。裸足で大地に立つのもいいが、裸足は怪我もしやすい。怪我をしないほど足底の皮が分厚くなってしまうような無神経さも歓迎できない。必要に応じて靴を履けばよいが、せめて靴下は履かずに、靴の違和感を常に感じていたい。そして必要な時には即座に裸足になれる、そういうナイーヴさと機敏さを大切にしたい。

2. 不意の「鈍重」

ひとつささやかな事例を提示しよう。

私は緩和ケアチームの一員としてがんで入院加療中の患者のベッドサイドを定期的に回診していた。ある患者の回診記録を書いていてふとその人の持つ雰囲気が気になった。そしてふいに出てきた言葉が、鈍重、という言葉であった。自分でも意外であった。その人はベッドに座り、われわれの目を見ながらにこやかに快活に話をしていたし、話の内容も簡潔明瞭でスピード感もあり、その印象はおよそ鈍重とは程遠いものだったからである。しかし回診場面をよく思い出してみると、その人はどこか、遠い目をしていて、心ここにあらずという様子もあった。もともと小太りなうえに腹水がたまって腹部が膨隆しており、話の快活さとは裏腹に座っている姿はずっしりとした重だるさがあった。後から思えば、目や口はよく動いていたが、首から下の動きは極端に少なく、十分程話していても少し身体を動かして姿勢を変えるというような普通ならあるはずの動きがなかった。

しかしこのような記述は事後的な回想だからこそなせることである。当初は、鈍重という
やや古めかしい記述用語がふと頭に浮かんで、自分でもなぜそのような言葉が浮かんだのか
いぶかりながらも、それ以上は考えが及ばないながら、それでも一応書いておこうとカルテ
記載したに過ぎなかった。

その数日後、がんによる痛みが増したことで鎮痛薬が強力なものに変更された。その効果
はてき面であった。

「何度か覚醒したようだが、昨日より内服している薬の効果のためか疼痛増強なく休めた
と表情明るく声のトーンも高い」と看護記録にあり、主治医も「表情明るくなっている」と
記載している。

どちらも痛みが改善したことだけではなく、表情や声のトーンが明るくなったことがそ
ろって記載されている点が興味深い。おそらく主治医も看護師も、薬が変更になる前のその
人の様子に私と同じような違和感を感じていたのだろう。がんの痛みは患者にもその程度が
はっきりしないことが多く、時折激しい痛みに襲われる場合には、その間欠期にある程度の
痛みがあっても、突発する激しい痛みに比べればがまんできないことはないので、こんなも
のだろうと思ってがまんしてしまうということが少なくない。おそらく私が感じた鈍重さは、

患者が痛みをがまんしていたことによるものだったのであろう。強力な鎮痛剤によって間欠期の痛みが軽減したことで本来の快活さを取り戻し、鈍重さが解消されたと思われる。

悔やまれるのは、鈍重という言葉が浮かんだときに、もしかしたら患者は痛みをがまんしているのかもしれない、というところまで思いを馳せられなかったことである。そうすれば鎮痛剤の変更が一日でも早くなったかもしれない。ちょっとした気づき、ちょっとした記述に大きな意味が隠されていることはこの例に限らない。そのことをキャッチできるナイーブな感覚を損なわないでいたいものである。

V. 写生としての記述

さて記述を別の言葉で言い換えるとするとどのような言葉が一番よいだろう。それは写生ではないか、と私は考えている(8)。

考えてみれば写生と記述はよく似ている。どちらも対象をありのままに写しとることをその本分としている点は共通である。写生といえば写生画がまず思い浮かぶが、文学の領域にも写生はある。明治の時代に正岡子規が俳句の技法として絵画の写生を積極的に取り入れ、また散文としても写生文運動と呼ばれる文学の潮流も生まれた。子規の「飯待つ間」などは写生文の名作である。[3] もちろんこれらは文学作品であり、文章の美しさを追求するものである。この点が精神医学における記述とは相容れない点であり、われわれ精神科医が写生という言葉を思い浮かべすらしない理由もおそらくそこにある。ところでわれわれの記述は文学ではないにしても、美的なものになんの関心も払ってはいないだろうか。診察した時の患者の独特な様子をわれわれの手持ちの言葉で表現しようとする際に、われわれは記述を読む人に患者の様子がそのまま伝わるためにそれにふさわしい言葉を選び、文体を決めて、一つの文章として全体のまとまりをつけようとするだろう。そこには記述する主体であるわれわれの文章や言葉に対するセンスや美意識がわずかながらでも働いてはいないだろうか。逆に、どのような記述も、書き手の潜在的な美意識に裏打ちされているものでなければ、それは機械が書いた文章のように、読むに耐えないものになるはずである。

また、写生は模倣でもある。患者の生の仕草は言葉以前に、私たちの身体が潜在的に模倣している。画家のデッサンは、筆を自動書記的に遊ばせて出てくる形象を掴み取るという。臨床現場に身体として融解する私たちだからこそ内部観測による記述の手触りが生成する。

いずれにしても記述は方法であるとともに最終目的でもあり、そこから何か役に立つことを抜き出せることもあるが、多くの場合はただただ記述するだけに終わる。記述の本性に迫るということは、休日の公園などで見かける、日がな一日カンバスに向かって風景を写生しているアマチュア画家のように、世間に背を向けてひたすら対象を写生すること自体に価値を見出すことである。日々の慌ただしさの中で、その場その場での即席の記述をひねり出して駆け足でやり過ごすことも渡世のためには致し方ないが、時には世の中の流れに背を向けて、習慣的に身にまとっているいくつかの言説を棚上げ（判断停止：エポケー）して、虚心坦懐に現象を見つめ、真っ白な状態で記述してみることは「そのつど新しい記述を生みだす」実践そのものとなるだろう。

本稿は、第三十九回日本精神病理学会（二〇一六年十月七―八日、浜松市）シンポジウムⅠ「臨床記述の復権」にて発表した内容を一部修正したものである。

（1）　加藤正明他編『増補版精神医学事典』弘文堂、一九七五年

（2）加藤敏他編『現代精神医学事典』弘文堂、二〇一一年
（3）正岡子規「飯待つ間」『飯待つ間』岩波文庫、一九八五年
（4）松本雅彦「精神病理学の「遊び」」『言葉と沈黙』日本評論社、二〇〇八年
（5）村上靖彦インタビュー（二〇一四年五月二十四日）未公表
（6）中井久夫『統合失調症1・2』みすず書房、二〇一〇年
（7）霜山徳爾『素足の心理療法』みすず書房、一九八九年
（8）杉林稔、桑代智子、濱田伸哉「正岡子規の「写生」と精神科臨床における記述」日本病跡学雑誌、九〇：九二―九七頁、二〇一五年（本書所収）
（9）鈴木茂『境界例 vs. 分裂病』金剛出版、一九九一年
（10）鈴木茂（生田孝編）『自己愛性人格／解離性障害／躁うつ病の拡散―精神医学における症例記述の復権のために』金剛出版、二〇一五年
（11）鷲田清一「文庫版のためのまえがき」『現象学の視線―分散する理性』講談社学術文庫、一九九七年
（12）安永浩『精神医学の方法論』金剛出版、一九八六年

記述によって開かれる精神療法の展開点

はじめに

私たちは日々の臨床において、多くの記録を書き記している。医師ならば診療記録があり、看護師ならば看護記録、心理療法家ならば面接記録がある。これらの日々の記録の集積から、サマリーをまとめ上げ、必要に応じて報告書を提供することも少なくない。専門職として、これらの記録を適切に作成することは重要な責務である。そう、記録は作成という表現に結びつく。

右の文に記述という言葉を使って表現し直してみよう。

私たちは日々の臨床において、常に記述を行っている。診療録や看護記録、面接記録だけが記述ではない。日々の記述は臨床実践そのものであり記述は常に未完のまま未来に開かれている。専門職として、よりよい記述を探し続けるが、それは同時に「よい記述とは何か」

を問い続けることでもある。そう、記述は問うという表現に繋がる。

記述と精神療法との関係を問うとき、私の脳裏に浮かぶのは決まって、中井久夫の図表群である。

一九七四年に発表された統合失調症に関する二つの論文においてユニークな経過図表が多数掲載されている[1]。

これらの図表には、時間経過を横軸に、縦には「生活史上の事件」「幻覚妄想および類縁状態」「夢」「身体症状」「面接内容」などの項目が並列的に並べられている。棒グラフや面グラフもイラスト的に組み込まれていて、全体を一枚の精密画として一望することができる。と同時に意外な箇所が浮き上がって見えてくる。見る者は図表に惹き込まれるようにして全体と細部を往還し、症例のもつ奥行きと手触りを体感する（図表の細部は極度に細密化されているため縮小的に引用しても読み取れない。ぜひ原典にあたってみてほしい）。このような図表は症例記述の一つの理想型であると私は考えている。またこれらの図表を作成すること、眺めること、図表に惹き込まれること、渦中で様々なものが見えてくること、体感されてくることなどのすべてが精神療法の培地でもあるだろう。

記述に還る

精神病理学とは何だろう。とりあえずの試みとして、私の脳裏に浮かぶ言葉を綴ってみよう。「精神病理学とは、さまざまな精神症状がどのように成り立っているのかを解明し、いくつかの精神症状がどのように結合することによって一つの精神疾患としての姿が浮かびあがるのかを吟味する学問である。」

どうだろうか。当面、いまここで浮かんだ言葉からスタートしてみることとしよう。

あらためて気づくのは「どのように」という言葉が二回出ているということだ。まずはこの点が重要である。たとえば、妄想知覚という症状があればその症状は統合失調症に結びつく可能性が非常に高い。それは精神病理学から学べることであり、このような症候学的な知識が豊富にあれば充分な根拠を持って病名診断することができる。精神病理学にはそのような効用があるがまた別の効用もある。それが「どのように」に注目することだ。

先ほどの例に戻ろう。そもそも妄想知覚とは何だろうか。知覚には常に何らかの「意味」の意識が伴っているが、妄想知覚ではこの意味意識が病気によって変化し、その変化した意味が知覚として体験されることである。しかしこれだけでは何のことかわからない。具体的な記述を引用しよう(2)。

「いろいろの物は突然全然別の意味となる。ある女の患者は街で制服の人を見ると、それはスペインの兵士だ。また別の制服をみると、これはトルコの兵隊だ。兵隊が全部ここに集結したのだ。世界戦争が起こったのだ。この患者は何歩か離れた所に茶色の上衣の男が見えると、これは昔の殿様で生きかえったのだ。ゴムの外套を着た二人の男はシラーとゲーテだ。何軒かの家に足場が組んであると、町中が取り壊しになるのだ。」

ここにきてようやく「どのように」が見えてくる。

しかしよく考えてみると先ほどの引用も、文字どおりの患者の言葉ではなく、医師によって編集された「患者の言葉」である。精神医学はこの「患者の言葉」を可能な限りそのまま記載することを伝統的に美徳としてきたし、昨今ではカルテが公共性の高い記録と見なされ、医療全般において「患者の言葉」をそのまま記録することが推進されてきた。

編集されたものとはいえ、このような「患者の言葉」を重視することの重要性を明確に指摘したのが精神病理学の始祖ヤスパースであった。彼は、患者が実際に体験する精神的状態をはっきりとわれわれの心の中に描き出し、それに似たいろいろの関係とか情況にもとづいて観察し、できるだけはっきりと区別をつけて、定まった術語をつける作業を「記述」と呼んだ。以来、精神医学、とりわけ精神病理学において、「記述」はその基本中の基本とされてきた。しかしこの定義、よく見るとずいぶん怪しい。「はっきりと」が何度も出てくる。当該箇所である邦訳文献二七頁[2]には、四回も出てくる。「はっきりしなさい」とお小言を言われているようだ。「できるだけ」という言葉もあるので、「患者が実際に体験する精神的状態」をそっくりそのまま記述することは不可能であることが含意されている。不可能だからこそ、無理やりにでも「はっきり」輪郭をつけて切り取りなさい、と言っているようにも受け取れる。そこから生まれる記述が診断の根拠となるのだから医学のやり方としては当然ではあるが、医学から零れ落ちるものを丁寧に拾い上げていくことを本領とする臨床実践の立場からは不満が残る。

ヤスパースに関してはその後百年にわたってさまざまな批判と擁護が展開されていて、今日では脳科学と関連する形で再評価の方向に議論が流れている。臨床実践の立場からは、このように飽くことなく繰り返されるヤスパース回帰におつき合いする筋合はない。もとより記述に還るとは、ヤスパースに還るのではなく、医学の罠を抜けて臨床実践の沃野に跳ね出るということである。

原点に戻ること。それは決して過去に戻ることではない。まだどこにも存在しない原点を創出するプロセスである。

精神療法に直結する記述

私は、二〇一六年の日本精神病理学会のシンポジウム「臨床記述の復権」において「精神科臨床における記述の本領」という提題をし、(3) そこで「記述の先達たち」として、安永浩、中井久夫、松本雅彦、村上靖彦、鈴木茂という五名の精神科医の名前を挙げた。彼らの記述にはそれぞれに特色があり、記述者の個性が色濃く反映していて個別性が高い。しかしそれでも「記述すること」自体が「精神療法すること」に直結しているという点では大いに共通している。ここでは鈴木茂の記述を取り上げよう。

鈴木は境界性パーソナリティ障害の記述精神病理学を樹立した人である。患者の使う言葉の微細な特徴に注目し、患者特有の言葉遣いとそれに対応する認知傾向を鮮明に描出した。鈴木は患者との面接において、患者の些細な言葉尻を捉えて、その言葉の背景を確認しようとする。(4) 患者にしてみれば自分の言葉の揚げ足をいちいち取られるので面接はやや激しい対立局面に傾く。鈴木は患者の記述の歪みを問いただす。それに反論する形で患者は自らの記述を修正する。また、鈴木自身も、「いちいち言葉尻にこだわる頑なな理屈屋」然となる。そのことを自ら、「患者に対する私自身の反応も一種の『症例』として提示される形になります」と書いている。医師と患者というよりも患者同士の理屈合戦という様相を呈するが、それはまさに「今ここ」でなされた記述についての真剣な議論であり、事象そのものへと方向づけられたものである限り精神療法的営為そのものでもあると言えるだろう。

八年前に本誌（『精神療法』）で組まれた「精神病理学と精神療法　精神病理は精神療法に寄与するか」という特集に、鈴木は論文を寄せている（これが鈴木の絶筆となった[5]）。

「境界例の精神病理学を語る言葉は、そのまま治療行為のなかで患者に使用できる言葉でなければならない。（中略）それらの認識を語る言葉は、主観的・個別的な色彩を帯びつつも、他者との対話や将来に向かって開かれた柔軟性と未完結性を残している。」

「そもそもコミュニケーションの本質は（中略）お互いの考え方や感じ方の違いを十分に浮かび上がらせる中から、自他の間で同一の言葉や観念に与えている意味にズレがあることを思い知る点にある。さらに対話を通じてお互いの間で意味の境界が曖昧化し、相手方のそれに影響されて自分自身の言葉の理解に変容が生じるようなら、それこそ対話から得られる最大のメリットであると同時に、境界例の精神病理に対する最良の『精神療法』になっているのではないだろうか。」

臨床実践の現象学

看護経験の現象学を追求している西村ユミ(6)が主宰する臨床実践の現象学会(7)というものがある。学会といっても堅苦しいものではない。年に一回の大会があるが基盤とされるのは、月に一回の研究会（東京と大阪とで交互開催）である。研究発表は看護経験をテーマとしたものが多いが、他にもダンスや造園、デザインをテーマとしたものなどさまざまである。発表の基本姿勢には、「事象そのものへ立ち帰り、事象そのものの現れを記述する」という現象学の理念が置かれている。それはまさに、体験と記述の円環の中に身を投じ、記述に始まり記述に終わる果てしない世界との格闘であるが、多くの発見が得られる刺激的な時間でもある。

例えば、ひりひりとするような痛みを感じざるを得ない現象が浮き彫りになり、現象そのものが熱を帯び、記述者を突き動かしている様子が伝わるものがあったり(8)、看護師が現象学という難物をわが身に住まわせ、馴染ませ、ついには自分自身の言葉としてやさしくのびやかな文体で現象を記述するに至るプロセスが感じとられるものがあったりする。[9]

現象学と名乗ってはいても、私たちの臨床体験を既存の哲学体系に回収してしまうわけではない。研究会には、榊原哲也、村上靖彦、家高洋、小林道太郎といった哲学（現象学）研究者もレギュラーメンバーとして参加しているが、彼らは看護を中心とした臨床実践の記述は哲学としての現象学を大きく更新するものであるという共通認識を持っている。

逐語記録を分析するという手法

研究で主に用いられる手法は次のようなものだ。研究者は、患者や看護師へ行ったインタビューを録音し、その音声データから言い淀みや沈黙等々をそのまま逐語記録（トランスクリプト）に変換する。研究者はその逐語記録を繰り返し読む。語りの持つ構造や文脈、潜在する視点やテーマが的確に浮かび上がるまで読み込む。そのようなプロセス（分析）を経て明らかになる事象を研究者が記述する。何度も書き直しながら、また同僚からの意見を参考にしながら、記述の精度を高めてゆく。[10]

この手法は一見シンプルで取りつきやすいように見られるかもしれないが、実際にやってみると特有の難しさに直面するだろう。語りの言葉は日常語が主に使われ、構文構造はルーズで話題も飛びやすい。表現されていることは感覚的に即時的にキャッチされやすいと同時に、それを取り巻くたくさんのニュアンス（潜在的意味）に彩られている。語りを聞くことはこのような語りの持つ魅力（魔力）に自身を委ねることではある。しかしトランスクリプトを「読む」ことはそれとは似ても似つかぬ作業である。語りの言葉のひとつひとつを丁寧に吟味することで「聞く」だけでは捉えられない複雑な意味の交錯が見えてくる。構文構造がルーズであるということは、そこから複数の構文構造が同時に読みとれるということでもある。また、言葉のイントネーションひとつで意味合いが変化するということは、その変化の幅の分だけ意味の広がりがあるということになる。アドリブ的に繰り出される数々の話題は、雑談として流れているようでもその底に大きなテーマが潜んでいる。とりとめのない話をしているようでも意外な話題に直結していたりする。「あー」とか「えっと」という接ぎ穂的発声にも何やら深遠な意味がありそうに感じられてくる。研究者は自身の持つバイアスとも戦わなければならない。指導者や同僚からの指摘に助けられながら、「事象そのもの」に導かれるようにして、全ての手持ちの観点の限界を超えて新しい観点を発見するところまで到達しなければならない。

ここには研究活動一般が持つ栄光と悲惨があるが、精神療法家が体験する世界とも通底するものがあるだろう。また精神病理学こそこのような営為から学ばなければならない。

　語る側の視点からはどうなるだろうか。かつて私はこのような研究のためのインタビューを受けたことがあり、後に自身の語りの逐語記録を読ませてもらった。それは不思議な体験であった。読んでいると、インタビューの時に言えなかったことが次々と浮かんできた。しかしだからといって、インタビューをやり直してほしいとも思わない。準備された文章のように遺漏なく語ることなど不可能だし、一度語り始めたものがどこに行き着くかはそのつどやってみなければわからない。語り直すことによって言いそびれたことを少し言えたにしても、それによって話の流れは変化し、初回に言えたことも言えなくなってしまう可能性も高い。所詮語りは一回性のものであり、それが身上でもあるので致し方ないのである。

　また、「えー」とか「まあ」といった声が全部書き写されているのが煩わしかった。文章として読めたものではなく、こんなに稚拙なことを話していたのかと愕然とした。インタビューの時には、傾聴してくれる相手がいてその人にだけ伝わればいいので、その人が「わかった」という顔をしていればそれ以上言う必要もないし言えばくどくなる。身ぶり手ぶりによる非言語的コミュニケーションも多いに活用されていたが、そこまでは逐語記録には反映されていないのも違和感の一因だろう。

つまり逐語記録は、その場でのコミュニケーションを忠実に反映するものではなく、レコーダーというメカニックによってはじめて成立する異形のドキュメントである。しかしこの異形のドキュメントによってこそ、その場に居合わせなかった人々が、その場で語られた語られえなかったことにアクセスすることを可能にする。研究者がそのドキュメントを繰り返し読むことによって掴み取ろうとしているものは、もはや語り手個人の思考や心理ではない。語り手という個人を超えて、ドキュメントそのものから立ち現れる生き生きとした実践のエッセンスを慎重にかつ大胆に生け捕りすることであろう。

村上靖彦の仕事

さて、ここで哲学研究者である村上靖彦の仕事に触れておきたい。すでに多くの著作があり、『摘便とお花見』[11]や『仙人と妄想デートする』[12]という、看護の現象学をテーマとしたものもあるが、『自閉症の現象学』[13]や『治癒の現象学』[14]は精神医学や臨床心理学の領域に大きく踏み込んだ研究であり、当該領域の専門家では成し得ないような素晴らしい成果を挙げている。

ここでは最新刊の『母親の孤独から回復する』[15]を取り上げよう。本書は、子どもを虐待してしまう親の回復のためのプログラム（MY TREEペアレンツプログラム）に村上自身がスーパーバイザーとして参加してきた経験をベースとして、四名の参加者（母親）と三名のファシリテーターにインタビューし、それを逐語記録したものを提示しながら「虐待に追い込まれた母親たちが回復に向けて変化していく姿を描こうとした」ものである。

例えば次のようなくだりがある（逐語記録とそれに続く村上による記述部分を引用する）。

あんさん　子どもにあたってしまったら、子どもが駄目になるとか……そういう本はいっぱいあるんだけど……。でも、そんな一人一人、みんな想いとか……環境も思いも……全て一人一人違うのに、そんな一つの「こうしなさい」に当てはめられても……「違う」って思ってて……私はずっと「私はそうじゃない」と思ってて、そんな「イライラするな」っていってもイライラしないことなんか……できないじゃないですか。

村上　まあそうです、そうです、ええ。

あんさん　と思ってたから……。でも、MY TREEでは、その一人一人に……。一人一人の思いをしっかりちゃんと聴いてくれるんですよね。で、その人に具体的に「こうしなさい」って言うわけじゃなくて……答えを自分で見つけ出すので、「あ、ここだ！　これはいいところだ！」って……うん、一回目に思いました。

あんさんの場合、自分の傷を語り出すことができるようになるまでには終盤まで待たないといけなかったが、それでも「一人一人の思いをしっかりちゃんと聴いてくれる」ことの重要性を最初から感じ取っていたのだろう。つまり、潜在的にであれ、本人の中に「聴いてもらう」ことへのニーズ、「変化したい」という願望があり、その中で過去に向きあう準備をしていたことになる。他の人からのアドバイスは入らないが、他の人に聴いてもらうことが自分自身の中にある変化の可能性を引き出す。

この逐語記録に続いてそれをトレースするように分析者の言葉で表現し直す部分（西村はここで書き記されているものを「記述」と呼ぶ）が重要である。一見、逐語記録についての控えめな解説に見えるかもしれない。読者は生々しい語りの記録が持つインパクトに目を奪われ、それに添えられる「記述」の役割にはあまり気づかないかもしれない。しかしその点こそが重要なのである。実際にやってみるとわかることだが、この「記述」の部分に村上のような表現を与えることは至難の技である。「語り」を単にトレースしているのではなく、

「語り」を眺める立場が、経験的な水準から超越論的な水準にきりかえられていて、「語り」を構成している様々な要素の運動の様子そのものがさりげなくしかし過不足なく描き出されているのだ。ここに透徹した現象学のまなざしを読み取ることができる。

「分析における追体験は感情移入ではない。追体験は、研究対象となる体験への〈自分の感情を動かさない憑依〉である[11]」と村上は書いているが、これは精神療法家が一定の修練によって習得しクライエント理解に活かしている方法でもあろう。そしてそこに「記述」という実践が大きく関与していることも見逃すことはできない。

私の活動

ここで「記述」に関連する私の活動を簡単に紹介させていただきたい。

私の処女論文は「精神発達遅滞者のいる風景―その間身体性に注目して―[16]」というもので、当時精神科病院に多く入院していた精神発達遅滞の患者達の様子を記述したものであった。続いて、統合失調症患者との面接場面において生まれる独特の対人状況を記述するという研究を続けた。その成果は著書にまとめている[17]。

臨床活動の場が精神科病院から総合病院精神科へと変わり、徐々に多忙になってきたため、研究活動は数年間休止していた。この頃緩和ケアチーム活動に深く関わるようになった。二〇一三年頃より、先に紹介した臨床実践の現象学研究会に参加するようになり、大いに刺激を受け、記述研究に改めて取り組むことになった。緩和ケアチームで共に活動した音楽療法士にインタビューをして論文にまとめたり[18]、同志とともに年一回の研究会（臨床の記述研究会）を立ち上げたり。

そのような活動に目を留めていただいた生田孝大会長から先に触れたシンポジウム「臨床記述の復権」の企画・立案を委託された。シンポジストとして招聘したのが、フッサールの専門家である榊原哲也、精神科医で精神病理学と精神療法との架橋を目指す論考を展開している佐藤晋爾、イタリアの精神医療の現場でフィールドワークを続け『プシコ　ナウティカ』という浩瀚な著作を世に問うた文化人類学者松嶋健であった。私の発表（先出）に次いで榊原[19]が「記述するとはどういうことか―現象学の立場から」というタイトルで、記述が本質的に抱えるズレに焦点を当て、それを「開かれた弁証法」、「内的対話におけるポリフォニー」として論じた。佐藤[20]は「臨床現場で記述することの意味―書くことの差し響き」という魅力的なタイトルのもと、臨床場面に即した考察を展開した。最後の松嶋[21]は「喚起する言葉―人類学的記述をめぐって」として、人類学が抱えてきた記述の方法論的課題について語り、呪いの言葉が現実的な力を持つ部族があるように、病名告知にも同様の力があることをまさに喚起の力に溢れた言葉で語った。学会誌に全ての提題が掲載されているのでご参照いただきたい。私と共に司会を担当してくれた小林聡幸[22]が、錯綜するテーマの複雑性をそのまま保ちつつ、いくつかの補助線を引いて理解の一助を示してくれている。

おわりに　野生の記述

長く続いた朝日新聞一面の名物コラム「折々のうた」（大岡信）を引き継いで、二〇一五年四月一日より「折々のことば」（鷲田清一）がスタートした。同年六月十一日は次のような文章だった[23]。

くやしかあ　　女子学生。九州大学に集中講義に行った時のこと。卒論の草案を教授に酷評された学生が、控室に戻り、涙をためてこう叫んだ。腸からどくどく溢れ出てくるようなことばに圧倒された。若者たちのことばから地方の濃い響きが消えて久しい。「はらわた語」とでも呼んでみたい、口先だけでない、内臓から立ち上がってくることば。どんと体当たりしてくる魂のことば。

臨床現場にはこのような「どんと体当たりしてくる」ことばが溢れている。他にも、そっとこぼれ落ちるようなことばや虚ろに消え入ることば、天から降ってくるようなことばや横なぐりに吹きつけてくることばもある。様々な配慮や忖度によって何重にも加工されたことばが多い中、野原に自然に芽吹く草花のような野生のことばと出会うことがある。それらは野生の記述である。

野生の記述は、精神病理学や精神療法以前のものである。記述に限らず、精神病理学も精神療法も、野生の何かをその出発点として「発達」してきていると考えられている。しかし、そのような時間軸的思考に絡め取られないようにしたい。別次元の世界を開くのが野生である。精神病理学や精神療法をカッコに入れてみるという現象学の方法を、それを方法としてではなく、ひとつの作法[24]として行うことが野生の記述を生い茂らせることにつながるだろう。

（1）　中井久夫『統合失調症1・2』みすず書房、二〇一〇年

(2) ヤスパース(西村四方訳)『精神病理学原論』みすず書房、一九七一年
(3) 杉林稔「精神科臨床における記述の本領」臨床精神病理、三八(一):四九―五六頁、二〇一七年(本書所収)
(4) 鈴木茂(生田孝編)『自己愛性人格/解離性障害/躁うつ病の拡散　精神医学における症例記述の復権のために』金剛出版、二〇〇五年
(5) 鈴木茂「精神病理学は精神療法に寄与しうるか?　境界例との関わりを通して」精神療法、三六(六):七四五―七五四頁、二〇一〇年(文献4に収載)
(6) 西村ユミ『語りかける身体―看護ケアの現象学』ゆみる出版、二〇〇一年
(7) 臨床実践の現象学会(http://clinical-phenomenology.com)
(8) 野口綾子、井上智子「Light sedation(浅い鎮静)中のICU人工呼吸器装着患者の体験」日本クリティカルケア看護学会誌、一二(一):三九―四八頁、二〇一六年
(9) 村上優子「まわりの人との関係の中で「できる」ということ　現象学が見せてくれるもの」看護研究、四九(四)suppl:三〇八―三一五頁、二〇一六年
(10) 西村ユミ「データを読み、分析し、記述する」(松葉祥一・西村ユミ編)『現象学的看護研究　理論と分析の実際』医学書院、一二二―一五〇頁、二〇一四年
(11) 村上靖彦『摘便とお花見　看護の語りの現象学』医学書院、二〇一三年
(12) 村上靖彦『仙人と妄想デートする　看護の現象学と自由の哲学』人文書院、二〇一六年
(13) 村上靖彦『自閉症の現象学』勁草書房、二〇〇八年

(14) 村上靖彦『治癒の現象学』講談社選書メチエ、二〇一一年
(15) 村上靖彦『母親の孤独から回復する　虐待のグループワーク実践に学ぶ』講談社選書メチエ、二〇一七年
(16) 杉林稔「精神発達遅滞者のいる風景―その間身体性に注目して―」精神科治療学、九（九）：一一二七―一一三二頁、一九九四年
(17) 杉林稔『精神科臨床の場所』みすず書房、二〇〇七年
(18) 杉林稔「音楽療法士がきりひらく時空間」日本芸術療法学会誌、四七（一）：八〇―九一頁、二〇一六年（本書所収）
(19) 榊原哲也「記述するとはどういうことか―現象学の立場から」臨床精神病理、三八（一）：五七―六四頁、二〇一七年
(20) 佐藤晋爾「臨床現場で記述することの意味―書くことの差し響き―」臨床精神病理、三八（一）：六五―七二頁、二〇一七年
(21) 松嶋健「喚起する言葉―人類学的記述をめぐって」臨床精神病理、三八（一）：七三―八一頁、二〇一七年
(22) 小林聡幸「記述から行為へ―シンポジウム「臨床記述の復権」の余白に―」臨床精神病理、三八（一）：八二―八三頁、二〇一七年
(23) 鷲田清一「折々のことば」朝日新聞、二〇一五年六月十一日
(24) 津田篤太郎『漢方水先案内』医学書院、二〇一五年

精神症状の「記述」ということ

はじめに

「記述」という言葉が、精神科医療の世界で使われることはもうあまりないのではないだろうか。言葉が使われないということは、その言葉が持つ特有の視点が失われるということである。精神医学は今もなお、新しい言葉、新しい視点が頭角を現しては、時代の流れとともに消えていくという世相とともにある。新しく登場したものには関心が集まり、枝葉末節に至るまで検討が加えられる。その陰で脇に追いやられた視点については、そのような視点があったことすら忘却され、見向きもされない。

しかし温故知新という言葉がある。筆者は「記述」という「故（ふる）きもの」に新しい知をたずねたい[2][3][5]〜[9]。まずは古典的な意味（記述精神医学、記述精神病理学）での「記述」として精神症状の記述を取り上げ、そのプロセスの多層性について指摘する。ついで、初心に戻ること、また、未知の人物についての記述を的中させることを例にとりながら、精神科医の日々の営みに伴走し、相棒として時に立ちはだかる壁となり、また時に凄腕の腹心として活躍してくれる「記述」の姿を写し取る。

後半は記述の実例を挙げる。あえて精神科領域を離れて、身体疾患の看護の現象学研究におけるみずみずしい症例「記述」を紹介する。近接領域での記述から多くのことを学べるだろう。

精神症状の記述

例えば、「お前はだめだ、という声がずっと聞こえるんです」と患者が医師に言う時、医師は幻聴という症状を思い浮かべる。すぐに「幻聴（＋）」とカウントしてしまうのは精神病理学の素養のない医師であろう。素養のある医師ならば、その「声」は現実の声と同等（あるいはそれ以上）のリアリティがあり、患者の自己に深く迫ってくるもので、空耳として簡単に聞き流すことなどできないような性質であるのかどうかなどを確認するためのいくつかの質問をし、患者のことばだけでなく表情や態度なども勘案したうえで、その「声」は幻聴であるかどうかを吟味するだろう。と同時に、その「声」が患者にどのように体験されているのかを想像し、その体験の過酷さを共感的に理解し、なんとかしてその体験から抜け出す方法を患者とともに相談することになるだろう。

このようなプロセス全体が、精神病理学における「記述」である。「記述」は病的体験にただ名前をつけるだけではなく、その体験に固有の構造まで見通し、同時に患者固有の個別性を掬い上げつつ「幻聴」と対峙する方策を練ることにまで枝を伸ばしている。

「幻聴」という記述が選択されるまでに、医師の心の中では様々な記述が頭をもたげていたはずである。錯覚ではないのか、思い込みではないのか、いわゆる心の声ではないのか、虚言ではないのか……。これらプレ記述のポリフォニーは思念の渦のようなものである。プレ記述が乱舞している間、医師の思考は複雑を極めている。しかし理詰めの思考と直観的な閃きとの協働作業によって一つの「記述」が選出されると、にわかに思念の渦は解消し、見通しがよくなり、選出された「記述」をゆるぎないものにする。〝そうなのだ、この患者には「幻聴」があるのだ〟という確信が得られることによって、患者の「幻聴」が医師にとっても現実的な手触りと重量のあるものとなる。

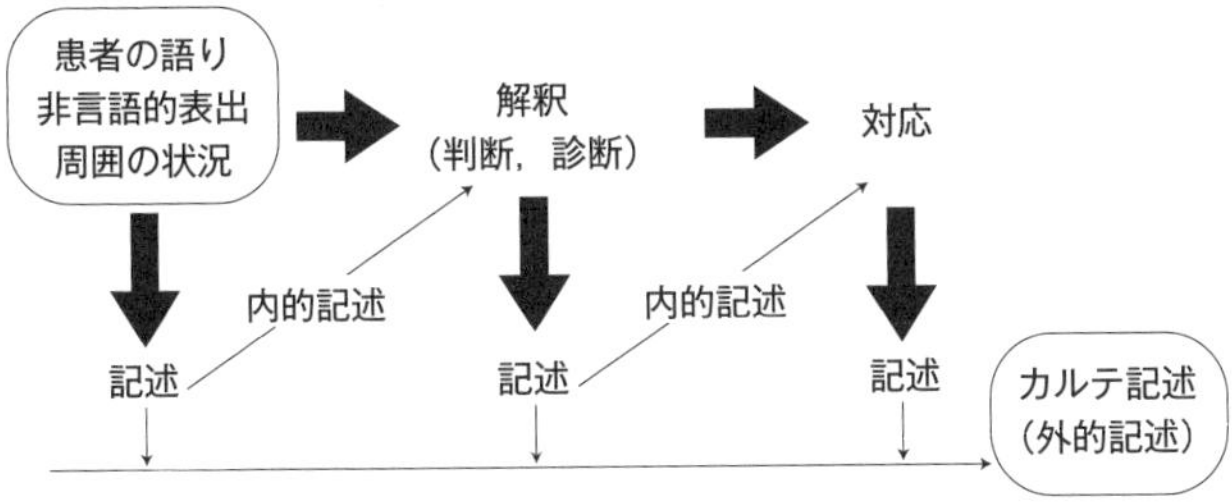

図１　記述のプロセス

記述のプロセス

さて、精神科の診療においてはその診療内容をカルテに記載するが、このカルテ記載と「記述」とは同じものだろうか。診察からカルテ記載に至るプロセスで、「記述」がどのように組み込まれているかを模式図に示してみよう（図1）。

まず素材として医師に与えられるのは、「患者の語り」であり、患者の「非言語的表出」であり、医師の理解する範囲での「周囲の状況」である。医師は取り急ぎそれらを直接カルテに「記述」してゆく。カルテの書式がSOAP形式の場合、「患者の語り」は「S」（主観的所見欄）に、「非言語的表出」「周囲の状況」は「O」（客観的所見欄）に、という具合に分別して「記述」する。それとともに、医師はそれらの記述から患者の置かれている状況に対して何らかの「解釈（判断、診断）」を行う。その解釈を言葉にして「A」（アセスメント欄）に「記述」する。また医師はその記述から何らかの

「対応」を考え、実践するとともにカルテの「P」(計画・実行欄)に「記述」する。

この図によって示したいことは、「記述」という行為の多層性である。カルテ上に一枚の文書を作成するように書き込まれたものが記述の最終形態(外的記述)であるとすれば、そこに至るまでにさまざまな種類の内的記述が医師判断プロセスの中でうごめき、連動しているということを模式的に示している。

初心に戻る

初心忘るべからず、は世阿弥の言葉だが、精神科臨床の初心者にとって、記述はなかなかの難物である。患者との面接を破綻なくやり遂げることに精一杯となり、いざ記述となると、何をどう書いていいのやらわからず途方に暮れることも多いのではないだろうか。記憶に残る患者の言葉、患者の様子、こちらが発した言葉などをたよりに面接の内容を言葉でスケッチし、要約してゆくのだが、書き上げる内容があらかじめイメージできていればそれほど苦しくはない。しかし初心の頃にはそうともいかず、最終ゴールのイメージを持てないままスケッチが始まる。書きたい事象にふさわしい言葉が出て来ずに呻吟したり、出てきた言葉に納得できなかったり。かと思うと、状況を表わすのにぴったりの表現が不意に浮かんで筆が進んだり。時間的な制約もあるのでどこかで作業を中断し、アセスメントと治療プランにまで漂着して終了となる。書いている途中に、「あれ、あの時この患者さんはなにを思ってこんなこと言ったのだろう」とか「あの時、こう答えればよかった」などとさまざまな想念に襲われ、嵐の中の小舟のように心が乱れることも少なくなかっただろう。

精神科臨床の初心者にとってはすべてが暗中模索であり、その中からなにを掴めるかが重要であるが、記述体験もまた全く同様である。初心者は臨床に翻弄され、そのことを書き留める作業である記述にもまた翻弄される。大変困難な体験ではあるが、それこそが初心者のあるべき姿であり、この体験を経ずしては精神科に限らず臨床と呼ばれる世界の中で自信を持って活躍することは難しいのではないだろうか。

しかし初心はいずれ忘れられる運命にある。経験の積み重ねによって理解や判断の多くが自動的に短時間でなされるようになり、習慣的な行動が優勢となる。全体の状況がよく見えるようになり、ひとつひとつの行動をするべき時期を見定めて計画的に事を運べるようになる。記述もしかりである。短時間で必要十分な記述を残せるようになる。いかに記述するべきか、あれほど思い悩んだことが嘘のように消えている。ここまでくればもはや初心者ではない。それはそれで喜ばしいことであるが、「初心忘るべからず」。ベテランになってからでも学会や研修会、症例検討会やスーパーヴィジョンなどに通うのは、新しい知識を得るためだけではなく、そのつど初心に帰るためでもある。

このように考えてみると、記述こそ初心に帰る最良の手段である。日々なにげなくやりすごしている記述をしばらく見つめてみるだけでよい。本当にその記述でいいのか、もっとよい記述があるのではないか、記述が変われば患者の見え方が全く変わってくるのではないか。漫然とステレオタイプな表現を繰り返していたり、箇条書き的記述に終始していないか。初心者の頃のように翻弄されることはないにしても、初心に帰って、一期一会の出来事をなんとか生け捕りにするような記述に思いを馳せ、そのつど生まれる新鮮な記述を試みることが、初心に帰り、マンネリを打破する方法となるであろう。

見ていない患者の記述

若い頃、師匠と仰ぐ先生に症例のスーパーヴィジョンをお願いして、驚いたことが何度かある。師匠はその患者と会ってはいないし、筆者が伝えるわずかな情報しか知らないはずなのに、「その人はきっとこんな風なことを言ったり、やったりしているんじゃないかな。そしてこんなことをしたいと思っていて、でも実際の行動はこうなるんだろうね」とサラリと話され、それがすべてピタリと当たっていて、師匠が実はその患者をすでに知っていたのではないかと一瞬疑って、いやそんなはずはないと我に返り、未知の患者を的確に記述するという師匠の芸の力に打ちのめされたものだった。年齢を重ねるにつれ、スーパーヴィジョンを受けることも久しくなくなり、このような体験があったことも忘れかけていたのだが、最近逆の立場になることがあった。

友人が筆者の知らないFさんについて困っている話を筆者にした時に、「たぶんその人はこんな人なんじゃないかな、きっとこんな感じで堂々巡りになっていて、でもこんなふうに思うからなかなか抜け出せないのかな」と返事をしたら、友人がびっくりして「Fさんのこと知っているんですか？　なんでそんなにわかるんですか」と言われて今度は筆者のほうが驚いたという一幕があったのである。筆者もいよいよ師匠の域に達したか、と自惚れる気持ちがなきにしもあらずだが、それはさておいて、この見ていない患者を的確に記述するという不思議な体験について少し考えてみた。

筆者は友人の話を聞きながらFさんの心のありようについて自然に想像していた。筆者は今まで診てきた多くの患者の中から、似たような状況にある患者を数人ピックアップしていた。彼らは同様の問題に直面していたし、筆者も一緒になってその問題の解決に努めてきたので、その問題のどういう点が手ごわくて、どういう点が攻めどころであるかという、問題全体の仕組みについては経験から学んでよく知っていた。ここを攻めると失敗しやすく、意外にこういう方法が有効な場合がある、などの経験知があった。この問題にはまり込んだ人の心理やその人を救出しようとする人の心理なども手に取るようにわかると感じていたからこそ、未見の人物であるFさんが考え、感じているであろうことがリアルに想像できたのだろうし、それが、まるで占い師にピタリと隠し事を言い当てられたような驚きを友人に与えたのであろう。ただしもちろん筆者の記述が的確であったことはFさん本人が認めていることではなくて、筆者の友人が認めたことである。

しかし考えてみれば、筆者にとって未知の人物について相談を受ける場面は日常的にあることであるが、今回のように「言い当てる」ことは稀にしか起きない。筆者の師匠達には、このようなことが頻繁に起きているだろう。筆者のような未熟な者でも稀にこのような的中体験を相談相手に起こさせることができるのは、相手の準備状態にもよるだろう。今回の相手である友人は、普段から臨床状況の記述に関する実践に結びついた研究に取り組んでいる人で、記述の言葉の難しさと素晴らしさを熟知している人だった。この人の話を聞いていて連想したことを、飾らず、率直に、自然にこの人に差し出せば、この人ならばメッセージをそのまま受け取ってよりよい方向に熟成させてくれるだろうという信頼感があった。そのことも大きく影響しているだろう。

このように、記述には未知の人物であっても記述内容を的中させる力があるが、その前提として、記述には世界を変える力があることを信じる姿勢が必要であることもわかる。ただし副作用もある。このような的中体験は問題解決行動に直結し、よい結果に結びつくことも少なくないが、一方で、その鮮明さゆえに、記述される本人本来のモヤモヤとした心情を度外視してしまい、記述だけが一人歩きしてしまう危険性もあることに留意しておきたい。

しびれる時間

近接領域に目を移してみよう。看護の現象学的記述研究から学ぶべきことは多い。坂井[4]は、しびれている身体においては時間構造も変化することに注目する。体育大学を卒業しスポーツ指導員の経験のある四十代女性Aさん[4]は壁に頭をぶつけて転倒し、脊髄損傷の診断を受けた。リハビリによって運動機能は回復したが「筋肉痛」が来ないということを繰り返し語った。

「昨日も、結構追い込んだんだけど、筋肉痛ないんだよ。今までだったら、次の日、あイテェってなるのが、なくて、筋肉痛よりしびれが先に来ちゃう。わかんないです、鍛えられてるか。効いていないのかな？　おそろしくない?!」（六頁[4]）

坂井は「Aさんにとっては、〝筋肉痛が来るはず〟ということがある確かさを伴い現れており、来なかったというよりも、むしろ先取りされた〝筋肉痛が来るはず〟という時間が保持されたまま、それを飛び越えるかのように『しびれが先に来ちゃう』という新たな時間を生じさせるような意味を生んでいた」と解釈する。

また脳幹部出血を発症した五十代男性Cさんは、ＡＤＬ（日常生活動作）は歩行器や自助具を用いほぼ自立しているが「こわい」という言葉を何度も口にする。

「左手をウォーカーにかけ、右手をベッド柵においてぐっと立ち上がり、

Ｃ『たまに、立たないと、こわい』

と言い、ウォーカーのグリップをにぎり、まっすぐ前を見て、棚越しにお隣のベッドの人のことを気にするような視線を送り、立位を維持する。

坂井『こわいのはしびれているからですか？』

C『それだけじゃ、ないけど、こわい』

うーんと考え、

C『歩いている感じしない、っていうか、こわい、なんていうのか、(う〜んと考える) これが(ウォーカーをさわりながら) なしでは歩けない』」(八頁[4])

この場面を坂井は次のように分析する。

「『しびれているからですか？』と尋ねられたCさんが、『それだけじゃ、ないけど』と肯定も否定もせずに考え込んだことが頷ける。つまり、しびれという何かひとつに起因できるような経験ではなく、しびれていることがからだの手応えを薄めていき、そこに居ることまでも曖昧にしていく。このような広がりを含むものであることが、『それだけじゃ、ないけど』と言われることであり、『歩いている感じがしない』と、動作感の欠如にまで広げられている。その欠如は、『これがなしでは歩けない』とウォーカーという道具が必要不可欠になっていたことからもわかる。」(九頁[4])

「行為の可能性が〝自分のもの〟として実感できていないことがわかる。この他人みたいなからだでは、自分のからだが動いている実感が薄く、いつまでもできない身体が残ってしまうと考えられる。これは、メルロ＝ポンティの言葉でいうと『過去になりきってしまわない旧い現在』であり、それがCさんをできない時間に留めていたと考えられる。」(十一頁)[4]

患者のしびれについての記述の精緻な分析が、「いつまでもできない」身体が過去になりきってしまわない旧い現在として患者の中に留まり続けている様子がありありと描写されている。

息づく数値

続いて細野[1]の研究を紹介しよう。六十代後半の糖尿病男性保田さん(仮名)。生活保護を受けながら一人暮らしをしていたが、身長170㎝で体重110㎏、歩くことがやっとの状態だった。体重を減らすことを目的に入院治療を行い、一ヵ月半で12㎏の減量に成功し、一日に一万歩歩けるようになった。保田さんは退院後も厳しい食事制限と運動療法を自己流で続け、一ヵ月で4〜7㎏のペースで減量したため医師から指導され、一ヵ月で1㎏減量というペースにまで修正できた。そこまでに至る保田さんの体験を、フィールドワークと非構造的インタビューを介して記述する研究である。入院前の過食状態から一転して相当に厳しい食事制限と運動療法を受けたのであるから、本人にとっては相当に辛いものだったのではないかと想像されるが、意外にも、体が楽になる喜びに包まれて「夢のよう」だったと語られる。退院後に食事制限が強過ぎると指導された時は、「本当は嬉しいことなんだろうけど、自分で、このパターン作っちゃったもんだから、ちょっと戸惑った」、「褒められるかと思ってたのに」と残念そうに笑ったという。細野は保田さんの行動に「挑戦」を読み取った。

「『この前、もうちょっと挑戦してみたの。（略）あのね、甘いのあるでしょ、クッキーの。それを買ったの。あとはエビせんと。そしたら、ドーンと72kgまで下がってもドーンと上がっちゃうのね。（略）だから、すぐ歩いて、運動の効果が出るようにね』『そう。最近ね、少しずつ普通より多くしてるの。それでエビチリやったら上がっちゃった。あれ、甘いのね。まだ甘すぎるのは栄養になりすぎるんだね』『最近は一般のものも多くしているの。ブドウパンを一個増やしてるの。（略）いろんなのを試してるの。だから、危険になったら止めるけどね』」（八―九頁）[1]

保田さんの冷凍庫の使用法は独特なものであった。

「保田さんは『ご飯150g』に『少なくとも三種類』のおかずが入るようにして、同じ中身の弁当を四個作り、冷凍庫で四段に積んで凍らせる。しかし、同じ中身の弁当を食べ続けるのは『嫌だから』、すでに冷凍してある別の種類の弁当を『ちょこちょこっと挟む』ことで、次に食べる『列』を作る。そうすれば、『いろんな種類にもうなっちゃってる』のだ。『たまーに失敗して同じのが二回続いちゃう時』には『あ、出しちゃったー。失敗したなー』と苦笑いするようだ。」（十一頁[1]）

論文にはこの冷凍庫の中の写真がフルカラー掲載されており、オンラインジャーナル（無料*）であるので閲覧は簡便である。精神科医ならば強迫的と呼びたくなるような現象だが、細野の解釈にあるように、この写真からも喜びに満ちた挑戦が読み取れる。

精神科医の目から見れば、この患者の過食への依存が本当に治癒したとは言いがたい。過剰摂取から過剰制限に大きく振り子が振れたにすぎないのであり、ささいなきっかけから過食に戻ってしまう危険性は大いにあるだろう。しかしこの論文に示されているような患者の生活と語りの記述からは、医学的な視点からは取りこぼれてしまうような患者の息遣いと心の躍動が聞こえてくる。細野は考察の中で「生きられた体重」「息づく数値」という表現を用いているが、客観的にはただの数字でしかない、体重や歩数が患者にとってはまさに生き物として患者とともに息づいている存在であることが伝わってくる。

（1）細野知子「探究し続ける食事・運動実践―糖尿病治療で知ったよろこびをきっかけに―」臨床実践の現象学、二：一―一九頁、二〇一九年

（2）小林聡幸「記述から行為へ―シンポジウム「臨床記述の復権」の余白に―」臨床精神病理、三八：八二―八三頁、二〇一七年

（3）松嶋健「喚起する言葉―人類学的記述をめぐって―」臨床精神病理、三八：七三―八一頁、二〇一七年

＊「臨床実践の現象学」[(1)-(4)]は「臨床実践の現象学会」の学会誌であり、閲覧無料のオンラインジャーナルである。（https://clinicalphenomenol.wixsite.com/journal）

（4）坂井志織「つながりにくい時間―しびれている身体で生きられた時間―」臨床実践の現象学、一：一一―一四頁、二〇一八年
（5）榊原哲也「記述するとはどういうことか―現象学の立場から―」臨床精神病理、三八：五七―六四頁、二〇一七年
（6）佐藤晋爾「臨床現場で記述することの意味―書くことの差し響き―」臨床精神病理、三八：六五―七二頁、二〇一七年
（7）杉林稔『精神科臨床の場所』みすず書房、二〇〇七年
（8）杉林稔「精神科臨床における記述の本領」臨床精神病理、三八：四九―五六頁、二〇一七年（本書所収）
（9）杉林稔「記述によって開かれる精神療法の展開点」精神療法、四四：三二二―三二八頁、二〇一八年（本書所収）

精神科臨床のツーリズム化と記述の転変

Ⅰ．はじめに

1．私の近況

私は医師になって二十七年（注：二〇一五年当時）。総合病院精神科に十九年。精神医学の移り変わりを肌身で感じている。駆け出しの頃は暗中模索の日々であった。アルコール依存症は病気ではないと思っていたし、ヒステリー現象を理解するのにも苦労した。しかし最近の疾病概念はわかりやすい。記述的特徴がリストアップされていて、ＥＢＭにもとづいた標準的治療法が示されていて、精神病理的理解もある程度はなされている。

すべてがパッケージ化された形で世に出てくる。パッケージ化されるスピードが早くなっている。思春期妄想症という概念は長時間熟成されて出てきたものだが、双極Ⅱ型障害という概念の出現はスピーディーだった。他にも、認知症の新しいいくつかのサブタイプ、軽症の発達障害、〈新型〉うつ病、等々、新しい疾患概念が多数提唱され、あっという間に巷間に流布する。

治療手段のほうも、薬物療法はいうに及ばず、認知行動療法、オープンダイアローグ、ユマニチュードなどの〈新しい〉治療概念の紹介や導入も、昔に比べてずいぶん迅速でスマートになったという印象が強い。

インターネット社会になり、多くの専門的な情報へのアクセスが簡単になったおかげで、私のような古い精神科医は患者やその家族から新しい情報を教わることにもなる。

2. 緩和ケア

私は総合病院勤務なので、緩和ケアチームにも参加していて、内科医師や認定看護師とのコラボレーションに勤しんでいるが、この領域も相当にパッケージ化されている。緩和ケア研修会ではファシリテーターが同じ内容を繰り返し教示する。ファシリテーターは各病院の緩和ケアの実践者たちであるので、教育と実践とがサイクルを作り、パッケージが強化され続ける。与えられたフォーマットどおりやっていることが正しいこととみなされ、そのとおりの想定された結果が得られるので、自分たちの実践が間違っていないことを繰り返し確信できる。フォーマットそのものを疑うことはまずない。

私なりのささやかな抵抗として、急性期病院での音楽療法の導入を行っている（注：私はコーディネイトするのみで、音楽療法は音楽療法士さんが行っている。先日、その音楽療法士さんにインタビューした内容を論文にまとめた［本書所収］）。

また、私自身によるアロマセラピーの導入も予定している（注：予定していたが実行にはまだ移せていない）。これらもまたパッケージに内包されているアイテムなのだが、通常は緩和ケア病棟で行われるのが一般的であり、急性期総合病院という非常に慌ただしい病棟のベッドサイドで音楽療法をすることはかなり規格外であるし、また初老の男性精神科医である私が不器用な手つきでアロマセラピーを行うのも相当に規格外である。

それはさておき、精神科臨床の根幹とも言うべき記述という営為に関しても、大きな変化が訪れているように思われる。記述とは元来、事象そのものを先入見を排して見つめ、言葉に変換してゆく作業であり、本来は相当に骨の折れる作業であったはずである。しかし今や、記述の言葉もパッケージ化されている。ステレオタイプ化した言葉たちが精神科臨床の世界を凌駕するように飛び交っているように感じられて暗澹たる気持ちになる。

これらの事態を、私は、操作的診断基準の弊害、ＥＢＭ信仰の弊害、医師の教育や就職まで製薬会社が面倒を見るようになってしまったという医療界と製薬業界との癒着の問題、等々と捉えていた。そのような波に乗って、新しい疾患概念が次々と登場してきている。全体的には、深く〈本質〉を志向する精神病理学的なスピリットが失われ、表層的で商業ベースに乗った、誰にでもできるフラットな精神科医療が求められるようになり、肩身が狭い、と感じていた。

しかし、新しい疾患概念には最初は抵抗を感じて、できるかぎりそれには頼らないようにしようとしていた私自身が、気がつけば、積極的に新しい疾患概念を濫用気味に使いこなしているという事実もある。このなんともいえない後ろめたい感覚は、〈本質〉対〈表層〉というような単純な構図では割りきれないものとして、もやもやと私の中でくすぶっていた。そのくすぶりの中で突然閃いたのが、「観光」という言葉だった。

私は人並みに観光が好きで、家族・個人あわせて年に数回は観光に出かける。最近は、お手軽なバスツアーの味まで覚えた。これら観光の時に味わう感覚と、精神科臨床において味わうほろ苦い感覚とが不思議に似ているのである。うまく説明できないただの直感に過ぎなかったが、観光、ツーリズムという言葉は私が感じている現代の精神科臨床のあり方をうまく言い表わしてくれている気がした。この予感を頼りに観光社会学や観光人類学の文献にあたってみたところ、予感は少なからず的中していたのである。

Ⅱ．ツーリズムについて

観光論の系譜をざっと見ておこう。

ブーアスティン

アメリカ合衆国の作家、文明史家。観光論の草分けとなる『幻影の時代　マスコミが製造する事実』（The Image : A Guide to Pseudo-events in America, 1962）という著書で知られる。それはマスメディアの巨大な発達とともに、疑似イベントが現実の出来事にとってかわり、欧米の人々は実体よりも幻影を愛好するようになったことに警鐘を鳴らす書である。その中の一章が観光論になっていて、トラベラーとツーリストの対比、本物の「旅」と偽物の「観光」という構図が提示されている。つまり、旅＝困難を乗り越えて実行する能動的行為であり、観光＝メディアによって作られたイメージをなぞる受動的で消費的行為であるという対比である。

その後、一九七〇年代に入り、ブーアスティン批判という形で観光論が展開される。

マキァーネル（マッカネル）

フランスの社会学者。一九七六年の著書『ザ・ツーリスト――高度近代社会の構造分析』（The Tourist : A New Theory of the Leisure Class）は観光社会学の古典となった。冒頭からマルクスについての議論が続き、労働と疎外と観光との関係が語られる。また、ゴフマンに依拠して、表舞台、舞台裏、現実性、真正性などの概念を導入する。

「ある人が『参加』したと語れるような親密性や経験を生み出すように、特別に考案された場所へ最後に到達するのは、その人が訪れる地域の実生活に侵入しようと努力するときに限られる。誰も自身の生活に『参加』などできはしない。人は他者の生活にしか参加できないのだ。そして、観光客が観光空間に一旦入り込んで真正性を強く探し求めると、観光客の出口はなくなる。観光の各状況設定の近くには、最終的に他者がいる。」

真正性 authenticity とは、辞書的には、信頼できること、確実性、出所の正しさ、真正なことを意味する。観光対象がリアルであり真実味があるという感覚であり、ブーアスティンの「観光＝擬似＝非真正」という図式に対抗して、観光客もまた真正性を求めているとしたのである。

一九八九年版のまえがきには次のように記されている。

「『観光客』という人種は、本当は時代に先駆けて出現したポストモダンな存在なのだろう―疎外感にさいなまれながらも、自身の疎外の中に充足を見出そうとする―遊牧民的で、居場所がなく、精神を欠いた主体性をもつ、『死せる主体』なのだ。」

「ポストモダニストは歴史のない無という方向にその線を飛び越えるが、観光客は『物事が起きた場所』を求めて反対方向に飛び越えるのだ。」

ジェイムズ・クリフォード

アメリカの文化人類学者。一九九七年に『ルーツ　二〇世紀後期の旅と翻訳』（Routes : Travel and translation in the late twentieth century）を執筆した。

イスラムの村を調査したインド人研究者は、すべての村人たちは旅人だったことに驚いたという。人々は明確に境界を画定されたフィールドに居住しているという前提をしてしまいがちだが、実際は多くの人々は移住し、移動し、観光し続けている。このように旅が常態となっている場合、定住とはなにか。旅をしないことは偏狭ローカル主義ではなく、ある特定の世界とのかかわりかたである。どのような文化も、その中心から遠く離れて旅をしようという文化を持っている。また他者にとっての旅の場所にもなる。さまざまな空間は外部から横断される。

E.M. ブルーナー

アメリカの文化人類学者。二〇〇五年に『観光と文化　旅の民族誌』（CULTURE ON TOUR : Ethnographies of Travel）を出版。

観光は、境界域にある舞台での即興演劇であることを強調した。ナラティブ論を中心に置いて、ポストモダン人類学を模索。オーセンシティ（真正性）を認めるマキァーネルを批判し、すべてはパフォーマンスである、という立場をとった。

宮下雅年
北海道大学の観光学の教授。二〇〇八年「旅するハローキティ：「ご当地キティ」における結合、分離、非知、交渉」（石森秀三編著『大交流時代における観光創造』北海道大学大学院メディア・コミュニケーション研究院、七〇：四三―七三頁）にて「ご当地キティ」現象を分析した。

「ハローキティはつねにノスタルジアを伴う。（中略）言うなればベンヤミンの廃物あるいは時代遅れとなった日常的事物のように、それは幼い頃からずっとそこにあったが、いつしか廃棄あるいは棚ざらしにされていたにもかかわらず、それが新しい、未完の意味を帯びてここに回帰し、元気をもたらすという面もある。」

私たちは「ご当地キティ」に没入することも忌避することも不可能であり、私たちは浮遊し続け、旅をする。ベンヤミンの遊歩者のようにご当地を目の当たりにして陶酔する。「夢見ながら覚醒を目指して進む」（ベンヤミン）。「ご当地キティ」は現代の観光という空間的実践の寓喩である。それはシンボルにおさまりきらず、また標識のような一義性を脱臼する。

一ではなく多に開かれる。

山下晋司

東京大学の文化人類学の教授。二〇〇九年『観光人類学の挑戦　「新しい地球」の生き方』（講談社選書メチエ）を出版。

彼によると、グローバル化に伴う世界の流動化のイメージがリゾーム的である。あれかこれか、ではなく、あれもこれも、的なロジックで構成されている。地下茎が場所を越え、国家を越えて他の場所とつながっている。トランスナショナリティが重要であり、Where are you from? ではなく Where are you between? が問われるべきである。ある土地にある人々がいてある文化がある、という枠組みそのものが崩壊している。

移民は境界を利用して生きている。世界は混じり合いかつ混じり合わない。このアンビバレンスこそ新しい地球の生き方である。観光であれ移民であれ、ひとびとは「あいだ」のアンビバレントを生きるしかない。地球はリゾーム状に結ばれた境界のないひとつの世界である。

橋本和也

京都文教大学の文化人類学の教授。二〇一一年『観光経験の人類学　みやげものとガイドの「ものがたり」をめぐって』を発表。

みやげものとガイドに注目する。基本は「ものがたり」論であり「真正さ」とともに「真摯さ」を重視。「上演された真正性」であっても「真摯さ」があれば「真正な観光体験」としてのものがたりが構築されうる。みやげもの自体が客観的に「真正」かどうかよりもそれが観光者自らの経験を「ものがたる」ことができるかどうかが基準になる。

みやげものの世界は、観光対象以上にポストモダン的性格を帯びている。観光ガイドは、観光客にははじめてのことでも、一般には「よく知られていること」を観光客に確認させる。それは事前の枠組みに沿った「小さな発見」である。

須藤廣

北九州市立大学の教授。観光社会学。二〇一二年に『ツーリズムとポストモダン社会　後期近代における観光の両義性』を執筆。

観光対象の超越的アウラはより流動化し、自己言及性、人工性を持ちつつある。ディズニーランドに見られるような疑似アウラが現れる。観光の社会学もまた再帰的。ポランニー的不安の中で「両義性」を重視。

カール・ポランニー（経済学者）は、市場経済は人間（労働）、自然（土地）、聖性（貨幣）を商品と見なすことによって多くの人間を破局へ追い込んだと指摘した。市場の原理によって、労働の背後の人間そのもの、土地の背後の自然そのもの、貨幣の背後の聖性（秩序に対する信頼）そのものがついていけなくなる。これらが世界の底板となって人間の本質を支えてくれるはずが、底板が抜け、およそ本質なるものを欠いて、世界は流動化する。その不安を山下はポランニー的不安と名付けた（山下範久『現代帝国論　人類史の中のグローバリゼーション』ＮＨＫブックス、二〇〇八年）。

まさに観光の場こそ「ポランニー的不安」のただなかにあると須藤は言う。エコ・ツーリズム、グリーン・ツーリズム、ボランティア・ツーリズム、着地型観光などは、「ポランニー的不安」を解消することが目指されているが、再帰的なサークルを形成する。失われたホスピタリティや伝統などを商品化して回収しようとする再帰的回路。ここにも両義性がみられる。

東浩紀

作家、思想家。二〇一四年『弱いつながり　検索ワードを探す旅』を発表。村人でも旅人でもなく観光客になろう。ネットの不自由を破るために、モノに出会いにいこうというメッセージ。新しい検索ワードをつかむこと、言葉にできないものを言葉にすること。そのためには、体験すること、現地に行くことが重要であり、観光地化するアウシュビッツがその象徴である。

両義性

観光論の展開はまとめてみると次のようになる。

まず、観光は本物の旅ではなく欺瞞である、とする文明批判があった。

それに対して、いや、それでも観光客は真正性を求めている、とする社会学の反論があった。

さらにそれに対して、世界が流動化している中、本物も真正性もなく、両義性を生きるしかないというポストモダンの主張が出されている。

この両義性という概念が現代の観光論のキーワードとなるだろう。世界は混じり合いかつ混じり合わない。このアンビバレンスこそ新しい地球の生き方であり、観光であれ移民であれ、ひとびとは「あいだ」のアンビバレントを生きる（山下）。「観光化した社会」を対象とする観光の社会学もまた「ポランニー的不安」を下敷きにしつつ、一方で「観光」を批判しながら一方で社会の再構築と結びついた観光を構想するといった二重性（多重性）を持っている（須藤）。「ご当地キティ」（宮下）は両義性そのものである。そのような時代の行動指針として、東は「観光客の五つの心得」をあげている。

一　無責任を怖れない。
二　偶然に身をゆだねる。
三　成功とか失敗とか考えない。
四　ネットには接続しておく。
五　しかし無視する。

Ⅲ．精神科臨床のツーリズム化

1．観光化した狂気

かつて狂気は、あてのない旅というイメージがお似合いであった（レインの旅路説が有名である）。今では操作的診断基準によって狂気は標準化された。そこには「本質」論抜きで狂気を扱えるという手軽さがある。「べてるの家」などの当事者運動にも狂気の観光化を見ることができる。

2．観光化した精神科臨床

精神科臨床もまた、かつては、あてのない旅というイメージにふさわしいものだった。しかし今では診断だけでなく、当事者の苦悩や対処法までも整備され整地された形で、ワンパッケージとして提出される。実証的研究へのリスペクトが高まり、これらが積み重ねられ「進歩する」ことによって、よりよい未来が待っているという期待感が充満している。早期発見早期治療、というドライブもあいかわらず健在だ。これらのトライアルは、「帰る家がある」というセッティングにもとづいていて、どこにはぐれていってしまうかわからないという旅路ではない。

3. 回診というツーリズム

(1) 観光ガイド化した精神科従事者

エビデンスに基づいたことを言わなければいけないような空気がある。医療者—患者関係ではなく、業者—顧客関係であることが求められてきている。説明責任が過大視され、業者の商品説明に近いところまでリップサービスをせざるを得なくなる。ついには、精神科医の親が精神障害であったことや、精神科医自身が精神障害であったことをカミングアウトする著作や論文が出てくる。彼らはさながら、現地に精通する現地人ガイドのような存在である。

(2) おみやげとしての記述

おみやげには真正性のかけらが封入されている。それは流通するモノでありかつ現地に直結するモノである。精神科臨床における記述もまた、臨床の真正性から生み出されるものではあるが、記述としての姿を纏った時には疑似イベントとしての土産話となる。しかしそこにはひとかけらの真正性が宿っているはずである。

Ⅳ．記述の転変

1．ナラティヴ化する記述

精神科臨床において記述は常に大きな困難を抱えている。患者との様々な相互作用の中で参与的観察者として特定の状況を描写するのが精神科臨床における記述だとすれば、それは言葉にならないモノを苦心してオーダーメイドの言葉にしていく、気が遠くなるような作業である。しかしそれでは時間がいくらあっても足りなくなるので、既存の言葉、既存の概念、既存のフレーズ、既存の雛形、既存の物語の諸形式を活用することになる。それはやむを得ないことであるし、そうとでもしなければ他者に通じづらい記述に陥ってしまう。しかし、通じやすさばかりを追求すると今度は記述そのものが表層的なものとなり、臨床場面のリアルさから解離してしまうことになる。前者の記述は、記述する者自身の認識が記述する行為そのものによって変化し、新たな発見を創出する可能性に賭けたものである。現代では、前者よりも後者の傾向がより強くなっていると思われる。私はこの傾向を記述のナラティブ化と捉えている。ここにも観光の比喩を用いるとわかりやすい。

2. 旅する記述

あてのない旅の経験は簡単には言葉にならない。旅の記述は記述そのものが旅をするようにしてしか記述されない。観光旅行であれば、行く前から多くの観光コメントが用意されているので、それらを適宜アレンジすることで自らの観光経験を語ることは容易である。ならば「観光の記述」の隙間から「旅する記述」を見つけだす〈まなざし〉が必要だ。

おみやげには真正性のかけらが封入されている。先にも触れたように、流通するモノでありかつ現地に直結するモノである。精神科臨床における記述もまた、臨床の真正性から生み出されるものではあるが、記述としての姿を纏った時には疑似イベントとしての土産話となる。しかしそこにはひとかけらの真正性が宿っているはずである。

3. 最近の電子カルテ

ベテラン医師でも、ツイッターに書き込むような個人的感想を平気でカルテに書く人がいる。電子カルテでは安易なコピペが横行している。詳細なサマリーが毎日コピペされ、新たな記載は一行しかなかったりする。日々変化するはずのアセスメントも同じ文言のコピペが続く。

文字の色や大きさを使い分けることができるので、〈銀色〉を使って、小さい文字で過去の処方歴などの備忘録をコピペ項目に加える研修医がいた。それはあえて他の読者には読みづらくする操作であり、カルテの常識を覆す振る舞いである。

4．緩和ケアカルテチェックでの私の記述

私は毎朝三十分から一時間くらいかけて、緩和ケアチーム依頼のある数名の患者のカルテをチェックする。制度的理由から、チェックしたこと自体をカルテに記載することにしている。「カルテチェックしました」の一行で事足りるが、それでは味気ない。もう少し何か付け加えたい。しかしカルテを読んだだけなので独自の記述を付け加えようもない。そこで実践しているのが、直近のカルテ記載のミニマムなコピペである。

「もう死にたいよ」と昨日夕のリハビリ記録。

とか、

「のどがかわいて仕方ない。食べたいのに」と今朝の看護記録。

という具合である。

前回のチェックから今回のチェックまでの間の記載で気になった記載を短く引用するだけのことであり、私自身のメモがわりである。ここに挙げた例などは、緩和ケアとして対処すべき問題が新たに発生していることをマーキングしている形になり、それなりに意味のある記載であろう。しかし次のような記載もする。

「足浴にて笑顔あり」と昨夕の記録。

あるいは、

「ううー、ううー」とのみ発語されていると一昨日の主治医記録。

他には、

「本日は排便なし。便が出ないことを気にされている」と今朝の記載。

このように、医療やケアの情報としては大して意味がないと思われるささいな記載をあえて拾いあげることもする。このような記載には、カルテ記載の子細な部分まで見ていて何かを感じている人間がいるということ、また、何げない記載でもよくよく見つめると思わぬ意味が浮かび上がるということを暗示してくれるのではないかという淡い期待を私はかけている。

さらに、このようなミニマムなコピペ記録が日々の記録に毎日のように挿入されることは、平坦で無味乾燥になりがちな医療カルテにミニマリズム的な彩りを添えることにもなるのではないだろうか。それは、連綿と続く平板な記述の連なりの各所で小さな折り畳みを作る作業でもあるだろう。ミニマムなリフレインによってのっぺりと平面的に拡張してゆく記述群に小さな厚みと陰影をつけていくという記述のストラテジーは、大変ささやかなものではあるが、私たちの臨床の営為を陰ながらエンパワーメントしてくれるものになるのではないか。

5. 自閉症青年についての看護記録

ささいな記述に意味があることを示す事例を呈示しよう。中等度の精神発達遅滞と広汎性発達障害のある二十代の青年である。

顔面浮腫と咳嗽、右季肋部痛が出現し縦隔腫瘍と診断された。肝転移も判明した。化学療法のために内科に入院したがときどきパニックになり暴力が出たため緩和ケアチーム介入となった。以下は初回の記録である。

Nさん、Nさん。ああ、杉林さん。(元気ですか)うん。元気。(食べ物の写真見てるんだ)うん。見てる。(へえー)これ。これ。

丸坊主。ベッドにすわって、タブレットでネットを見ている。ファーストフード店の写真メニューを熱心に眺めている。機械的な声の出し方。オウム返し的返答。

時折、大声を出したりもあるようだが、おおむね落ち着いている様子。あまり新しい刺激を与えないように、挨拶程度にとどめておく。

さまざまなエピソードが彼を包んでいた。腫瘍の腫大に伴う圧迫による痛みが徐々に強くなり、オピオイド増量されてゆくようになり、サイドテーブルに突っ伏すように伏せている姿も見られるようになった。いつもにこにことしていた彼が、苦しそうな様子になってきた。そんなある日の看護記録。

起床し、アイパッド触られている。いきなり手をこちらに向け、手を差し出すと看護師の手をさすり「痛いの痛いの飛んでいけ」と言われる。痛いか問うと首を横に振られる。フェイススケールでは少し痛いを指さしており、薬使うか問うと首を横に傾げているため、使用せず様子みていく。

しばらく後に、

発熱なし　倦怠感なし　顔面浮腫＋　嘔気なし
疼痛：わからない〜と。ごはん多い〜。お正月お家に帰りたい〜

その翌日の記録。

体重測定時、看護師の手をとり、看護師の肩をポンポンとしながら
お正月はおうちにかえりたい…　ごはんがんばってたべる　一月になったら◯◯（作業所名）
に行く

その翌日の記録。

「背中痒い…。痒いの!!　シャワー入る♪。」と。発赤なし　新規擦傷なし　清拭後レスタミン
塗布。十六時からシャワー浴予定

翌日、永眠。
カルテ記載に残された「看護師の手をさすり」「手をとり」と「♪」。これらは看護師の思
いが伝わる記述だ。自閉症で他者との身体接触には過敏な彼が、看護師の「手をとり」「手
をさすり」した。そのことの小さな衝撃がここに現れている。「ごはん多い～」の「～」に
も、彼の甘えるような歌うような語尾が表現されていてうれしい。「シャワー入る♪。」の
「♪」も彼の歌うような語尾とともに彼の意思決定の軽やかさが感じ取れる。私はこの記述

を読むたびに彼の顔が、声が思い出されて涙が出る。「観光する記述」の中に、ノイズのように混入している「旅する記述」を見出すことの意義がここにあるように思う。

彼に関して、なんとなく感じていた「つながり」。私と彼、彼と家族、彼とスタッフ、等々の「つながり」。それはただなんとなく、言葉にならないままの感覚としてあった。その状況の中、私はこれらの記述と出会った。あまりにささやかすぎる記述に感動しているのは私だけだろう。書いた当の看護師すら、なんとも思っていないだろう。読んだ人間が何人いるかも心許ない。それでも私は、私が確かな「つながり」を感じていたことをこの記述によって知ったし、当の看護師もまた私と似たような「つながり」を彼に感じていたことがわかったし、その意味で、私と当の看護師とも同じ感覚でつながっている可能性を感じることができた。

この記述は、私に対して彼と看護師から与えられた大きなプレゼント（恩寵）であると感じられる。彼との出会いと別れの時間からこぼれ落ちた「おみやげ」として大切にしまっておき、ときどき眺めてみたい。

V．おわりに

ポストモダニズムの潮流に乗って展開されている昨今の観光論は、近頃の精神科臨床がさまよい出ている世界と、一定の距離はありながらもさまざまな比喩的関係を結ぶことが可能であるし、そこからなんらかの有用な見通しを得ることができるだろう。

その際、精神科臨床における記述とは何かをあらためて問うことの重要性も浮かび上がるだろう。時流に抗しきれず、気がつけば飲み込まれていることのほろ苦い自覚は、両義性を生きる観光（旅）の貴重な伴侶である。

月日は百代の過客にして、行きかふ年もまた旅人なり。舟の上に生涯をうかべ馬の口とらへて老を迎ふる者は、日々旅にして旅を栖とす。古人も多く旅に死せるあり。予もいづれの年よりか、片雲の風にさそはれて漂泊の思やまず、海浜にさすらへ、…（松尾芭蕉『奥の細道』冒頭）

本稿の内容は、精神病理コロック（二〇一五年二月十五日、神戸）で発表した。

第Ⅲ部

暦をつかまえる

アプド・フェストゥムとしての暦時間

I. はじめに

まずは臨床事例を提示しよう。

1. 臨床事例1

気分変調症にて抑うつ状態が持続している女性患者。筆者初診時三十六歳でありその後七年が経過している。

治療抵抗性であったため、毎日の活動記録を簡単にノートに記録してもらうことにし、患者は律儀に記録を続けた。患者が用意したノートはB5判をひとまわり小さくしたサイズであった。0時から24時の横線一本が一日。一ページは一週間で、七本の横線が縦に並んでいる。一日（横線）には、物差しの目盛りのように小さな縦線が数本描かれ、その縦線の位置が時間を示し、縦線の下に「起床」、「入浴」、「食事」、などの活動内容が記される。横線一本に注目すれば、明け方四時頃に入眠、昼過ぎに起床、外出は週に一、二回、入浴は数日に一回お昼に、などという患者の生活の様子がよくわかる。また縦に俯瞰すれば、各々の活動が作り出す生活リズムが明確に見てとれる。

生活リズム修正のためのアドバイスをその都度入れたが効果はない。彼女の生活や抑うつは頑として動かなかった。

数年がたち、彼女にある悲しい出来事があった。それを乗り越えた後の彼女はずいぶん活動的になり、ノートに記される日々の記録も健康的なものに変化してきた。

彼女の治療に、このノートがどれほど役に立ったのかは定かではない。しかし彼女と私の臨床の中で、このノートは不可欠なものになっている。彼女はいつも丁寧で几帳面な書字で日々の活動の記録を時系列にそって記述していたし、そのノートをいつも大切そうに私に差し出した。私はそのノートを大切に扱い、前回の診察からその日の診察までの記録を丹念に読んで、「外出」などの好ましい記録があれば赤ボールペンで丸を入れていた。ある出来事によって治療的な変化がもたらされたが、もしこのような好ましい変化がなくても、あるいは逆に好ましくない変化が起きたとしても、彼女との臨床はこのノートがある限り揺るぐことはないように感じている。

2．臨床事例2

筆者は当時急性期総合病院勤務であり、緩和ケアチームの一員として癌末期の患者にかかわっていた。彼らは死期が近づいていることを知っている。しかしそのことが話題になることは少ない。彼らの多くは、今日明日のこと、数日先のことに関心を持っている。

今日の食事はどれくらい食べられたか、リハビリではどれだけ動けたか、誰が来てくれたか、何回吐いたか。衰弱し苦痛に苛まれる身体にあっては、当然のことながら、日々身辺に起きるささやかな出来事のひとつひとつが重大事になる。そして近い未来を大いに楽しみにしている。それは、孫の入学式であったり、娘の結婚式であったり、孫の誕生であったり、桜の開花であったり、お盆であったり年越しであったりする。医師からの予後説明も、「あと三ヵ月」などという無粋な言い方ではなく、「お正月は迎えられると思いますけど、桜は見られるかどうか」というような言い方がよく用いられる。これは言い方だけの問題ではない。言われる方は、客観的な時間である「三ヵ月」を生きるのではなく、人の暮らしの節目としての正月と節分と桃の節句と桜の開花を生きるのである。

どちらの事例にも、暦に関連する時間（本論では暦時間と呼ぶ）が関係している。時間にもいろいろあるが、暦時間が私たちの臨床を大きく包んでいることにあらためて気づかされる。私たちにとって、あまりにも自明なものであり、それゆえにその重要さを感じることが少ない暦時間について考察を展開してみよう。

Ⅱ．暦時間について

さまざまな時間論の陰に隠れてはいるが、暦もまた時間であり、生活に根ざした時間である。

1．生活の基本構造

暦は人々の暮らしには欠かせない。太陽と月の運行周期を基盤として、日、月、年という単位が確立されている。この基本構造上に、午前・午後、週、曜日、祭日、休日、祝日、記念日などが組み込まれる。

労働のプランは暦によって決定されるし、休暇も遊行も暦に従う。旧暦には季節の節目を示す日が多く記されている。

大安、仏滅などの六曜は吉凶占いであるが、これも暦の重要な要素のひとつである。儀礼的行動は暦上のふさわしい日に行われなければ儀礼にならないし、時候のあいさつすら暦を参照した細やかな季節感覚が必要となる。

人々は一日一日を過ごすうちに一ヵ月を過ごし、一年を過ごす。一日として同じ日はないはずだが、暦の上では週、月、年の単位で「同じ日」が巡ってくる。前進しつつ回帰する、回帰しつつ前進する、という構造がある。

また、一日というリズムは、覚醒―活動―食事―睡眠という生体の概日リズムの単位としても重要であり、生物としてのヒトの生活の基盤ともなっている。

人々はこのような暦時間によりかかって生活を律している。それはいわば人々の生活の座標である。

小説家・古井由吉(4)は自身の入院体験を次のように語る。

人は毎日同じようなことを繰り返して生きているようだけれども、日ごとに更新というものがあるんじゃないか。ごくささやかなことかもしれないけれども、これがないと実は反復もないんじゃないか、と考えました。（略）病院で毎日判で押したような生活をして、判で押したように夜に苦しむ。起きて夜明けを眺めて、これがきのうと全く同じ反復だったら、もう生きていられないんじゃないか。日々に改まるなどということが、意外に日常的に行われているのではないかと思いました。（一九九頁）

また Klages, L.[9] は次のように書く。

拍子が同一者の反復だとするならば、リズムは類似者の再帰だといわなければならない。さてまた、類似者の再帰は、過ぎ去ったものとの関係において、その過ぎ去ったものの更新を表すので、端的に『拍子は反復し、リズムは更新する』と言うことができる。（邦訳、五七頁）

古井や Klages が指摘する、反復しつつも更新するという構造は暦時間特有のものである。

2. 「今日」の特権性

近代的な時間意識に照らせば、私たちが生きているのは、現在という時間であり、それは瞬間の連続である。一分前は過去であり、一分先は未来である。

しかしこの現在という概念は、抽象的・理念的な概念であって、生活に根ざしたものではない。

人々の暮らしを中心にすると、「現在」という概念は「今日」という区分に拡大されるべきであろう。暦時間においては、「今日」のことはすべて「現在」であり、過去とは「昨日」までのこと、未来とは「明日」以降のことである。*1

一分前のことは水に流すことはできないが、一晩眠って昨日のことになれば水に流せるかもしれない。一寸先は闇だが、明日は明日の風が吹く。

今日という日は、二十四時間、一四四〇分に分割できるものではなく、自然界と人間界の

*1 このような「昨日」「今日」「明日」の明確な区切りがなされるためには、夜間の良質な睡眠が不可欠である。良質な睡眠とはヒトの概日リズムに一致したものであり、それ自体が暦時間を支えている。睡眠習慣の崩れは、暦時間構造のゆらぎや歪みを招くだろう。

双方にまたがって、明瞭な輪郭と全体性を備えた時間の単位であり、暦時間の基点となる特権的場所である。

変な言い方になるが、明日起こる予定の出来事は、今日は来ない。来週の予定は、今週にはやって来ない。もちろん突然の予定変更はありうるが、家事であっても農業であっても会社勤めであっても、さまざまな日程に従ってその日の作業内容が予定されているので、通常は、「今日の予定をこなせば今日は終わる」。多くの仕事を抱えている人でも、「今日は今日できる仕事だけをする」という意識を持つからこそプレッシャーで押しつぶされずにやっていける。私たちはそのようにして毎日訪れる「今日」を過ごす[*2]のである。

3. 日付

暦は、習俗的行動をなすべき日付を告げてくれる。

正月、バレンタインデー、節分、節句、お彼岸、七夕、盆、月見、クリスマス、大晦日。さまざまな祝日、記念日、誕生日、命日。子供の暮らしにとって、日付は大人の暮らし以上の意味がある。[*3] 日記に初めに書くのも日付である。

日記は「書く」ともいうが「つける」ともいう。詩人の荒川洋治（1）は次のように書く。

「つける」はあとから見てもわかりやすいように、決まったスペースがあると、力を発揮する。日記には一日単位という枠がある。日付、曜日、天気、ときには気温などの数字を並べるのも「つける」が得意とすること。こちらの意向にかまわずにすでに決まっていることを習慣的に記すには「つける」がぴったりだ。

暦時間において人は、今日という日がどの日なのかを折にふれて確認する。カレンダーを見ても「今日」という日はどこにも記されていないので、どの日付が今日という日に当たるかの見当をつける。それは、今日一日に名前を「つける」行為である。またそれは同時に、過去と未来のすべての日に一斉に順番通りの名前がつくことでもある。

＊2　暦時間は、実存的な「生きる時間」と呼ぶよりは、生活実践に組み込まれた「過ごす時間」と呼ぶほうがしっくりくる。

＊3　子供の頃、日付は単なる記号ではなく、何事かを語るものであった。日めくりカレンダーをじっとながめ、パラパラと薄紙を繰ってみると、一日一日になにか特別な意味があるらしく、晴れやかに祝されている日もあれば何かの影が落ちている日もあった。それぞれの日が相貌性を帯びていて、それら未来の日々にどのような運命が待っているのかと空想したものだった。

4.「期」について

「期」という時間様式がある。辞書によると、「とりきめた、くぎりの日時。ひとくぎりになる時節。一定の時点から時点までの間」。字源としては、「月」（暦・時間に関する部首）＋「其」（正方形であり正しい法則性を意味する）である。字源がよく示しているように「期」は暦時間の一様式である。「期」においては、暦時間に備わっているカイロス性が濃縮される。特に、一期一会、末期、最期、のように「ゴ」と読むときはカイロス性が際立つ。[*4]「ゴ」と読まない場合でも、雨期、乾期、繁忙期、閑散期、発情期、倦怠期、幼児期、小児期、思春期、等々、一定幅の時間を特徴づけ、折り目をつけてひとまとまりの「期間」ととらえて「名づける」ことによって「期」が生まれる。それは暦時間の構造そのものであり、有益性の高いものである。

5.まとめ

暦時間についてここでいったんまとめをしておこう。

暦時間とは暦によって構造化された人々の生活の時間であり、暦の構造とは次のような組成から成り立っている。

一．「日」が基本単位であり、「週」、「月」、「年」も独立的な単位として機能する。

二．「今日」が現在であり、「昨日まで」が過去であり、「明日から」が未来である。

三．「日」、「週」、「月」、「年」は反復すると同時に更新する。

四．「ある日」は暦上の特定の「日付」として名づけられる。

五．さまざまな祭儀や記念日が登録され、人々の生活に彩りとリズムを与える。

六．「期」と名づけられる「日々」や「週目」、「年月」は人々の生活に意味を与える。

Ⅲ．暦と臨床の時間

それでは私たちの臨床において暦時間はどのように作動しているのであろうか。

＊4　暦は社会的に制定され割り振られた時間であり、時計と同じように1から2、2から3と順序よく進行するクロノス性をその本分とするが、そのクロノス性を足がかりとして「期」が形成されると、そこにカイロス性が宿る。「ゴ」と読まれる「期」ともなれば、クロノス性は後退してカイロス性が突出する。

1. 暦時間と臨床

私たちの臨床を振り返ってみれば、昨日はどうだった、一ヵ月前はどうだった、一年前はどうだった、そして今日はどうなのか、というような評価と比較を飽くことなく繰り返していることに気がつく。患者にとっても、一年前、一ヵ月前、昨日、今日、という経緯は切実であり、経過次第で、一喜一憂がある。

現在の苦しみも切実であるが、暦的経過の中で、その苦しみがどのように変遷してゆくのかはまた別の意味での切実性がある。暦的に変遷すること自体が、苦しさそのものの切実さを和らげてくれていることも多いだろう。

また受診行動はたいてい、暦に従う。二週毎、月曜日の午後、という具合に。それによって患者の二週間が彩られ、繰り返される。定期的に受診する患者と不定期に受診する患者の違いがあるだろうし、医療側の対応の違い（不定期受診を積極的推奨する立場と定期的に受診行動することに治療的意義を認める立場と）もあるだろう。

こちらから出向く往診や数名で周回する回診もまた事情は同じである。往診や回診では毎回同じ道筋（コース）を辿ることがこちらのリズムを作ってくれるし、行き詰まった時にはコースを変えてみるのもひとつの工夫である。ひるがえって通院してくる患者を考えると、いつも同じコースで病院にやってくる患者と頻回にコースを変える患者とがいるのかもしれない。それぞれにどのような意味があるのか考えてみることにも意義があるだろう。

定期的な通院、定期的な回診、ともに次の受診日や処方の日数をカウントする行為などは、医師と患者とで共通の暦を作り、その暦に従って療養生活を過ごすことを意味する。

また先に触れた、「期」という時間様式も臨床ではふんだんに活用されている。「今はまだその時期ではないよ」、「これは更年期のせいでしょうかね」、「あの頃は反抗期真っ只中だったな」等々。

2. 暦時間と病歴

いわゆる現病歴は、疾患に関連する事象が時系列に沿って整序されて、歴史としてまとめられたものだが、日々うつろう患者の調子の変遷そのものを掬《すく》い上げるものではない。日々のうつろいは暦時間の網の目でこそキャッチできるものである。

赤ちゃんとして生まれた人間が年々成長してゆく経過は、時系列に沿って順次新たな能力を獲得してゆく歴史でありまた予定経路である。臨床上重要視される患者の生活史や家族歴、病歴、既往歴、現病歴といった広い意味での患者の「歴史」もまた、時系列に沿って積み重ねられるエピソードの集積である。このような歴史を「背景」として患者の「今」があるとされる。このような歴史の重要性は言うまでもないが、日々のうつろいという暦時間的事象もまた等閑視されてはならない。

日々のうつろいの中で生起することはどれも些少で泡沫のように消えていくものがほとんどであり歴史の網の目からこぼれ落ちるものであるが、一日を拡大鏡的にどこまでもズームアップしていけば、ひとつの宇宙にまで伸張することも可能であり、微視的にではあっても壮大なドラマが展開されているとも言える。そこには少しばかり不条理なことが起きても不思議ではないような独特の世界性があり、このような「日」が連綿と続くことこそが私たちが過ごす日常的でありかつ非日常的な日々である。[*5]

3. 日めくり記述

ちなみに私たちの平素のカルテ記述は「日」の単位を超えない。その日その日のとりとめのないことをとりあえず書き留める。その日の患者をその日の「私」が記述する。それはある程度の即興性を伴う「日めくり記述」であると言えるだろう。サマリーはそれら日めくり記述を編纂する作業であるが、この順番が逆にならないようにしたい。

電子カルテなどではコピー&ペーストが可能なので、日々のカルテ記載がサマリーのコピー&ペーストに占領されてしまうということがある。またサマリーを日々少しずつ修正することのみが目指されていたりする。そうではなく日々独立に生成する日めくり記述にこそ一義的な意義があり、サマリーはそれらの「上澄み」に過ぎないことを自覚しておきたい。

Ⅳ．暦時間とカオス

さてここで、暦時間にはカオスが折り込まれていることを、Deleuze, G.(2)の時間論を参照しつつ示しておこう。

＊5　樽味伸(13)は、精神科病院でのとある一夜に、不意に素に戻ったかのような普通の会話が可能になった慢性統合失調症患者を記述しその時間を「素の時間」と表現した。突然奇跡のように訪れたその時間はしかし翌日には跡形もなく消え去ったという。また、明石市の診療所で超人的な診療を続けた生村吾郎は次のような逸話を語ってくれた。生村が休日に診療所の近くを歩いている慢性の統合失調症患者を見かけた。その患者は毎日のように診療所に来てそこで一日過ごしていた人だった。生村が「調子はどう？」と話しかけると「今日は日曜日やから病気は休みやねん」と返事が返ってきたのだった。

1. Deleuze, G. の時間論

Deleuze は三つの時間を抽出した。

第一の時間は、「生ける現在」である。瞬間が次々と継起するだけでは時間は生まれないのであり、根源的総合によってもろもろの瞬間が縮約されて「生ける現在」が構成される。それは、観照する精神のなかで、記憶にも先立ってできあがってくる受動的主観性であり、「習慣」である。

第二の時間は、「純粋過去」である。「生ける現在」は時間の土台であるが、「純粋過去」は時間の根拠となる。「記憶」は時間の根源的な第二の受動的総合であって、「純粋過去」を構成し、「純粋過去」は現在を過ぎ去らせる。過去は過ぎ去るということの究極の根拠としての時間の即自であり、「かつて現在であったためしがない過去」も含まれる。

第三の時間は「純粋で空虚な形式としての時間」である。「純粋過去」はこの第三の時間へと越え出ざるを得ない。時間は機軸的なものであることをやめて、順序的なものに、つまりは純粋な順序としての時間へと生成する。「生ける現在」と「純粋過去」によって自我は二分化し、行動を起こすことが可能になるが、この第三の時間は自我を無数の断片に砕く。永遠回帰としての未来が反復され、新しいものが生み出される時間でもある。*6

2．暦時間との関連

Deleuze の時間論は図式的な理解を拒み、絶えざる流動の中で時間を捉えようとするものであり、私たちが日常的に意識している時間の感覚の背後にカオスが広がっていることをつきつける。しかしそれはデタラメなものではなく、私たちが日常の奥底で潜在的に感受している感覚であり、とりわけ精神科臨床の実践においては少なからずはっきりと目の当たりにし、また自らも体験するカオスである。たとえば、精神科臨床において、妄想型うつ病やPTSDのように過去のひとつの出来事に強い執着を持つ患者がいる。その出来事が事実であったかどうかはもはや問題ではなく、その過去の一点から離れることが絶対的に不可能な場合もある。むしろその過去こそが患者の「生ける現在」の根拠となっていると思われる。また逆に、解体型統合失調症のように「純粋で空虚な形式としての時間」を生きているとしか思えない患者もいる。患者の自我はそのような時間によって断片化するが、彼らへの関与

＊6 Deleuzeの概念からすると、「生ける現在」と「純粋過去」とには時間的な同一性・連続性はない。三つの時間の区分は、それぞれ次元を異にするものであり、通常の、過去―現在―未来が連続しているという時間感覚は、第一の時間に属する。しかしこの次元では習慣化された「生ける現在」にとどまっており、時間は流れてはいない。第二の時間は時間の「流れ」を作るものであり、これがあってはじめて人は過去を踏まえて未来に向けて行動することが可能になる。

を重ねていると、そこにそのつど新しい時間が生成していることが感じ取られることがある。つまり、Deleuze の時間論が示すカオスは、多くの患者や臨床家がともに体験するカオスをよく説明してくれているのである。

Deleuze は次のようにも言う。

ペギーが言ったように、バスティーユの攻略を記念するあるいは表象＝再現前化するのが連盟祭なのではなく、まさにバスティーユが諸連盟をまえもって祝いかつ反復するのである。あるいはまた、モネの最初の睡蓮こそが、他のすべての睡蓮を反復するのである。[2]（邦訳上巻、二一―二二頁）

この一節の引用に続いて哲学者・檜垣立哉[5]は次のように書く。

暦は反復である。そして反復である暦は、それ自身、内包的なカオスである時間の流れにおいて、もっとも原初的なリズムをつけ、それを「領土化」するものにほかならない。しかしそのときに暦とは、（中略）そもそも反復しえないものの反復として、けっして一般性＝コードの反復（同じものの反復）に陥ることはないのである。（中略）暦が繰り返すことによって起源の方が生みだされ、そこで起源とされるものが繰り返しとして示される。（一五二―一五三頁）

暦に書き込まれているさまざまな記念日こそが起源の出来事を生み出しているというこの大胆な逆説も、私たちの日常的な感覚に照らせばさほどの珍説とも思えない。暦時間はこのように、時間のカオス的な流れを内包しつつも私たちの日常性を担保してくれる「器」のような時間であると言える。

V．アプド・フェストゥム

以上を踏まえて、アプド・フェストゥムという新概念を提唱する。

1．木村・野間のフェストゥム論と暦時間

日本の精神病理学において、精神病患者の体験する時間構造について深い考察を展開したのは木村敏(8)である。木村は、統合失調症に代表される未来を先取りする時間構造をアンテ・

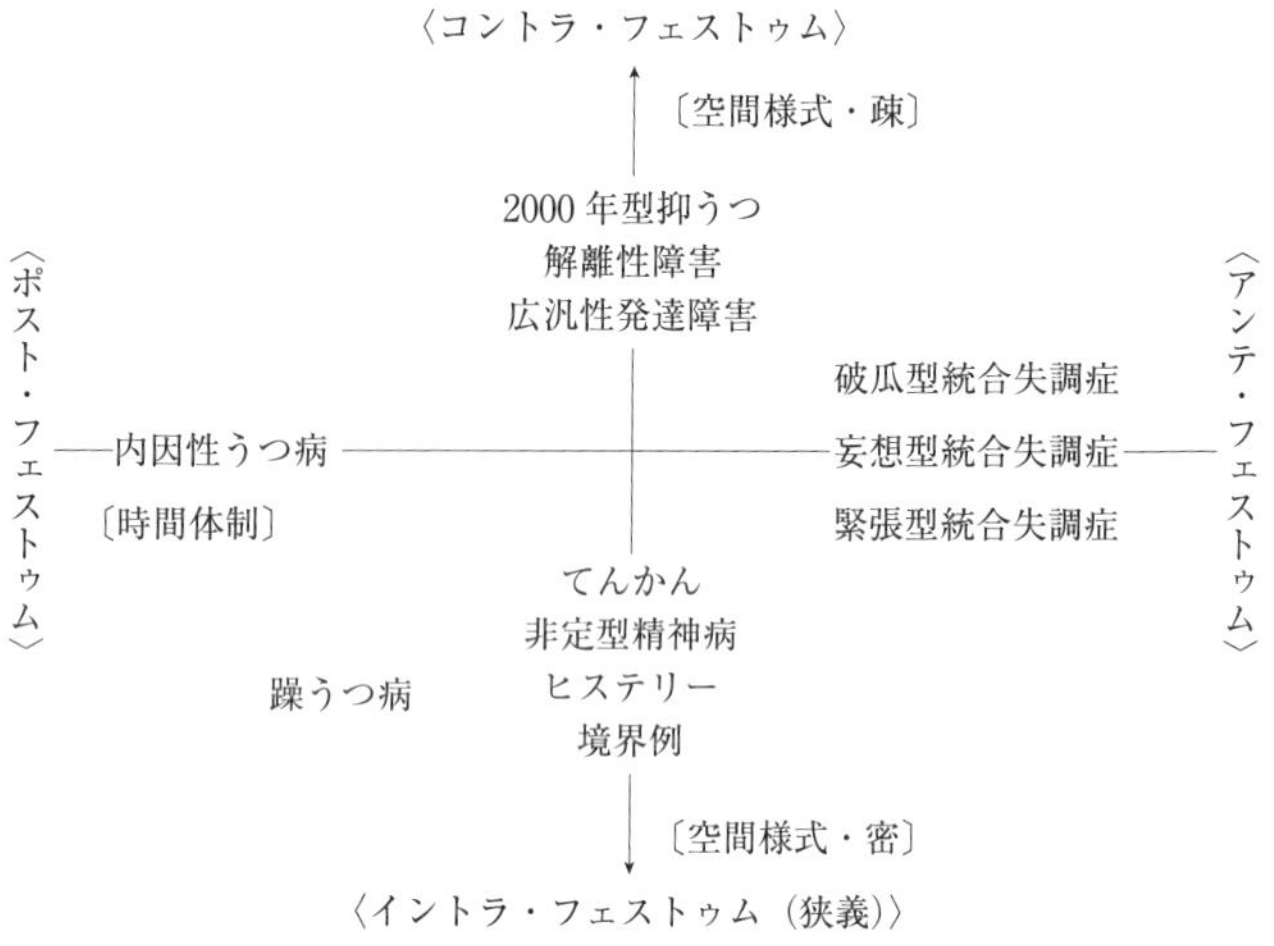

図1　野間による4つの時間構造の関係図（文献12 p.158より引用）

フェストゥム（祭りのまえ）、内因性うつ病に代表される過去へ囚われた時間構造をポスト・フェストゥム（祭りのあと）、てんかん・そう病などに代表される永遠の現在を生きる時間構造をイントラ・フェストゥム（祭りの最中）と名づけた。

野間俊一[11,12]は、木村の上記三概念に加えて、第四の概念を提唱した。広汎性発達障害や解離性障害に代表される、祭りから遠く距離を置く時間構造としてのコントラ・フェストゥム（祭りのかなた）という概念である。野間は四つの時間構造の関係を図1のように図表化して整理している。

ここに暦時間はどのように関連するのであろうか。

そもそも暦には祭儀の日程が定められている。古来それは、暦の存在理由の主要なひとつであっただろう。祭りの前日、祭りの当日、祭りの後日、という区分ははじめから暦に折り込まれているし、私たちは暦どおりにこの三種の時間を順に過ごす。祭の前には相当期間の準備が必要である。なすべきことがおおむね、日を追うように決められている。私たちは数日前から用意を進めながら、祭りの日に向けて高まる気持ちを鎮めつつ予兆的時間を過ごす。当日には祭りを構成する一員としてハレの日にふさわしい振る舞いをし、日常を逸脱する楽しみに「酔う」。後日には祭りの後仕舞（あとじまい）を行って余韻を残しながらケの日々に戻る。

このような暦時間は木村の三つの時間構造（アンテ、イントラ、ポスト）のどれにも直接には接続しない。アンテ・フェストゥムにおいては遠い未来のかすかな兆候が現在を脅かすが、暦時間においては、未来は日・月・年の単位で構造化されているので直接的な脅威とはならない。イントラ・フェストゥムにおいては人の主体は融解し世界と一体化して狂騒あるいは擬死の様相を呈するが、暦時間では共同体的営為としての祭儀の中にイントラ・フェストゥムを封じ込める。ポスト・フェストゥムにおいては過去のささいな出来事が返済不能の負債として重くのしかかるが、暦時間では過去は一日一日確実に遠ざかる。銘記しておくべき過去は記念日として登記され毎年あるいは数年おきのその日に過去を振り返る縁（よすが）とされる。

暦時間は祭の持つ横溢的な直接性とは一線を画しているという点でコントラ・フェストゥムにも近接するが、私たちの多くは大なり小なり、祭の日をお祭り気分に浸って過ごすことができるという点でコントラ・フェストゥムとも一致しない。*7 暦時間に備わるこのような時間構造を、木村・野間にならって、アプド・フェストゥム（apud festum　祭りのそば）と呼んでみたい。

アプド apud はラテン語で「～のそばに」「～のもとで」「～とともに」という意味の前置詞であり、英語の at, by, near, among, with にあたる。

暦時間は、強く空間化された時間性であるが、それゆえに、木村・野間の四つの時間構造が孕む〈対立〉をおさめる器となることができる。そもそも、木村・野間の四つの時間構造はどれも精神疾患患者に備わる病的時間構造が想定されているのに対して、暦時間に備わるアプド・フェストゥムは、健全な生活を送る人々が生きる時間構造を想定している。原理的には、アプド・フェストゥムは暦を理解しその中で生きることができる人であれば誰にでも備わっている。しかし人によって、その構造が堅固な人もあれば脆弱な人もある。後者の精神に重篤な病状が発現すると、アプド・フェストゥム構造は危機に瀕し、機能不全をきたす。それでも構造の礎は痕跡として残され、病状が回復するにつれてアプド・フェストゥム構造も再生される。中には冒頭に挙げた臨床事例1のように、アプド・フェストゥム構造を強化するアプローチが病状回復につながると考えてもよさそうな事例もあるだろう。*8

2. アンテ・フェストゥムとの関連

アプド・フェストゥムと、木村・野間の四つの時間構造との関連について、さらに検討してみよう。

木村によると、アンテ・フェストゥムは統合失調症に限ったものではなく、正常で健康な日常生活を営む人々にも見出される。ただしそこには〈保護膜〉があり、自己の確実な事実性が主語的自己の歴史的な同一性として保持されていることであるとされる。

*7 すべての日が勢揃いして縦横に整列して一望に付すことができるカレンダーそのものがすでに祝祭性を帯びている。
*8 もちろんだからといって規則的生活を強要することがアプド・フェストゥム構造の強化につながるわけでもない。

この保護膜の材質や強度は、われわれのひとりひとりにおいて千差万別であるだろう。他者との信頼関係のうちにこの保護膜を見出している人もあれば、他者からひたすら愛されることのうちにそれを求めている人もあるだろうし、(中略)一方では保護膜が脆弱すぎて、ことあるごとに最初から自己を発見しなおさなければ自己の自己性を保ちえない人もいるだろう。(8)(九六頁)

ここで言われている〈保護膜〉は、「器」としてのアプド・フェストゥムと、同一ではないとしても等価な関係にあるといえる。単純化すれば、病的レベルのアンテ・フェストゥムをアプド・フェストゥムが被覆することで健全な日常性が回復される。木村が〈保護膜〉としているのは、歴史性を持った自己同一性の確立であり、アプド・フェストゥムの「器」機能は暦時間を過ごせることそのものであり、先に示したような歴史と暦との相克的関係が見られるが、両者はパラレルな関係にあるとみてよいだろう。

3. ポスト・フェストゥムとの関連

ポスト・フェストゥムに関連して木村は「共同体時間」を大きく取り上げている。

時計やカレンダーのような制度化された時間は、自然共同態からの人間の自立と疎外の過程が、失われた「生きられる共時性」を「知られる共時制」の形態で埋め合わせようとしている代補現象ではないのか。[8]（一二七―一二八頁）

平均化され等質化された個々のいまが制度的に再組織され、時計やカレンダーの上に時刻や日付として配置されたとき、こんどはこのそれぞれの時刻や日付に共同体時間の枠組全体の中での、それぞれ特定の役割があたえられるようになる。起床の時刻、出勤の時刻などというのは時計時間の各時点に割り当てられた役割だし、正月に始まって大晦日に終る一年の間のいろいろな記念日、祝祭日、行事の日などもカレンダーの上での役割配分である。[8]（一二九―一三〇頁）

共同体の規範との完全なる一致を求めるメランコリー親和型者は、共同体時間に対しても驚くべき正確さでそれらが指示する事柄をすべて遵守しようとすると木村はいう。つまり、木村のいう共同体時間はメランコリー親和者の役割同一性という観点からみる限りでの共同体の規範性そのものであり、それ以上のものを含意しているわけではない。本稿で論じている暦時間にはそれ以上のものが含まれている。そもそも、毎日太陽が昇降し、朝が来て夜が来るという天文学的な現象に共同体の規範は及ばないし、生物学的な日内リズムは共同体の規範に先立つものである。病的なレベルのポスト・フェストゥムにある人は、「共同体時間」のみにとらわれる人であるが、共同体の規範性の及ばないものも含めた暦時間に身を委ねることができれば、その人のポスト・フェストゥムは健全なものとして（つまりアプド・フェストゥムが被覆する形で）作動するようになると言えるだろう。

4．イントラ・フェストゥムとの関連

木村は、「第一と第二の狂気（統合失調症とうつ病）がいわば水平方向での日常性の危機であったとするならば、第三の狂気（てんかん、躁病）は垂直方向での日常性の危機だ」[8]（一三四頁）という。もとよりアンテ・フェストゥムとポスト・フェストゥムとの関係も同列的・対称的関係ではなく、病理の深さにも段差がある（深尾[3]）が、イントラ・フェストゥムはさらに位相を異にするものである。イントラ・フェストゥムが引き寄せる「永遠の現在」について木村は次のように書く。

いままでといまからという有限な個別性の規定から解放された永遠のいまにおいて、宇宙大に拡大した自己が、根源的一者としての自然との和解の祝祭に酔いしれる。(8)（一六五頁）

永遠の現在とは「個別的自我が自然との和解において復帰する」ものであり、「万物がいまあるがままの姿で無限に反復される永劫回帰の純粋持続」である。

そして木村は人類学や比較文化精神医学の報告を参照しつつ次のように書く。

個人が自己の一回限りの生と死を集団全体の生と死から区別することを学び、名前と職分を与えられて個人間の差異が自覚されるようになったとき、そこに未来と過去の観念が生まれ、以前と以降との不可逆な方向づけが始まる。こうして時間はこと的なありかたの透明な混沌から、もの的な対象性をもつ不透明な秩序体へと「進化」する。(8)（一六九頁）

つまり病的レベルでのイントラ・フェストゥムは「こと的」な混沌に回帰することである。一方、健全な生活を営んでいる人々にとってのイントラ・フェストゥムの例として、「愛の法悦、自然との合体感、美や神秘への沈潜」、「音楽の合奏や合唱における自我意識の解消、ある種の宗教の集団催眠的な効果、デモや災害時の群集心理」、「祭の心理と革命や戦争の心理」などが挙げられている。これらはある程度「もの」性を受け入れた（つまり背景化した）イントラ・フェストゥムであり、またそれはアプド・フェストゥムによる被覆化でもある。*9

5. コントラ・フェストゥムとの関連

野間(12)は次のように書く。

木村のいうイントラ・フェストゥムを、「祭りのさなか」という字義通り、まさにわれを忘れて祭に興じ、人びとと入り乱れて踊り猛っているようすであると想像してみよう。それに対して、現代の若者は、けっして祭りのなかに身を投じない。旅人がたまたま訪れた村の祭りに迷い込み、体は村人たちの狂乱と喧噪のなかで揉みくちゃにされながら、心はひとり遠く異次元に取り残されている、というイメージである。体は祭りのなかにあっても、心は祭りから遠く離れている。（一五六―一五七頁）

現代において心を病む若者は、「時間体制」としては、現在のみを生きているという点で、木村のいうイントラ・フェストゥムにある。しかし、身体性および空間性によって規定される「経験の空間様式」としては、木村の示したイントラ・フェストゥムとは対極にあるのである。（一五六頁）

つまりイントラ・フェストゥムとコントラ・フェストゥムとは対極的な関係にある。とすればおのずとアプド・フェストゥムは両者の中間に位置づけられることになるが、それでは輪郭がぼやけてしまう。そこで、野間がイントラ・フェストゥムを表象する言葉として「充溢」と「飛翔」を挙げ、コントラ・フェストゥムを表象する言葉として「空疎」と「浮遊」を挙げている点に注目したい。

＊9　福間良明は[7]、被爆翌年の「八・六」を記念するために一九四六年八月五日から七日にかけて開かれた広島での平和復興祭が歓喜にあふれた熱狂的カーニバルであったことに注目し歴史社会学的な検証を行っている。さまざまな社会的背景はあったとしても、いまだ戦禍が色濃く残る被爆地で生き残った市民によって熱狂的に繰り広げられたカーニバルは、まさに生と死とがせめぎあう「こと的」混沌として後世の私たちの胸に響く。しかしそれはまさに「八・六」という暦の仕切りによってぎりぎりのところで整序が保たれたアプド・フェストゥムであった。その整序が崩れれば、カーニバルが暴動と化し、イントラ・フェストゥム的事態を招いたであろう。

> てんかんのアウラの瞬間においても、躁病の興奮においても、非定型精神病の急性錯乱においても、患者にとってすべてが生き生きと煌（きらめ）き、生命的ななにかで満たされているかのような体験をする。場合によっては、自らの身体が自由に飛翔し周囲世界と融合するような体験である。他方、二〇〇〇年型抑うつや解離性障害や広汎性発達障害においては、周囲のあらゆるものについて存在感が乏しく、患者自身が地に足をおろしているという感覚も不確かで、不安定で心もとない浮遊感のなかに生きている。つまり、木村のイントラ・フェストゥムでは「飛翔と充溢」とでもいうべき空間性を生きているのに対して、現代の若者は「浮遊と空疎」とでもいうべき世界を漂っているのである。[12]（一五四頁）

中間領域に焦点を当てるために、この四つの言葉の組み合わせを交差させてみよう。つまり、「充溢」と「浮遊」、「空疎」と「飛翔」という組み合わせである。

「充溢」と「浮遊」の例としては、先に触れた「愛の法悦」や「美や神秘への沈潜」などがあげられる。これらは「充溢」した時間であるとともに、それを外部の「浮遊」した位置から傍観する視点も含まれており、それゆえにそれは「もの」性を受け入れたイントラ・フェストゥム、つまりはフェストゥムの傍にとどまるアプド・フェストゥムである。

「空疎」と「飛翔」の例としては儀式、儀礼が挙げられる。あらかじめ定められた多くの取り決めに従って強迫的に遂行される儀礼的行為そのものは生の実感からは程遠い「空疎」さに満ちているが、しかしそれゆえにこそ参加者にある種の呪術的な感興がもたらされ、参加者の心身ははるか太古の人々の生活のイメージに「飛翔」する。先述した、記念日こそが起源の出来事を生み出すという時間転覆もこれにあたる。いずれもアプド・フェストゥムにふさわしい。

また、温度の比喩を用いて、アプド・フェストゥムはイントラ・フェストゥムを被覆することによって熱を冷まし、コントラ・フェストゥムに対しては被覆することによって温める、と言うことも可能だろう。

6. Deleuze, G. の時間論との関連

先に触れた Deleuze の時間論との関連を考察しておこう。

もとより Deleuze の時間論とフェストゥム論とでは、その理論基盤が大きく異なるために互換的な対応関係を見出すことは困難である。しかしそれでもいくつかの部分的な照応関係を見出しておくことは有益だろう。

Deleuze の第一の時間は、「生ける現在」であり、過去も未来もこの「生ける現在」の延長である。瞬間と瞬間を結びつけているものとして「習慣」に重点が置かれている。この「習慣」には暦時間が大いに関与している。カオスを含まない狭義の暦時間によって日々の生活を営む日常的時間は Deleuze の第一の時間そのものであると言うことが可能であろう。イントラ・フェストゥムとコントラ・フェストゥムはこの第一の時間からの離脱とみなすことができる。前者は「習慣」が消退し、むき出しの瞬間の連続となる。後者は逆に「習慣」が強大化して瞬間が輝きを失い、「死せる現在」となる。

Deleuze の第二の時間は時間が刻々と過ぎ去るものであること（流転性）それ自体である。暦時間ではこの流転性は「日々が過ぎる」という形式（習慣）をとり、緩和される。しかし流転性は暦時間にカオスとして折り込まれる。緩和されずに直接的に体験するとなると、第一の「習慣」的時間は破綻し、急流に翻弄される小舟のような超覚醒的な時間体験となるだろう。アンテ・フェストゥムとポスト・フェストゥムはこのような鮮烈な時間体験から離脱して、流れる先の予見のみに集中する「習慣」、あるいは流れ来た後方にしがみつく「習慣」を形成していると考えられる。

Deleuze の第三の時間としての純粋順序化は、暦時間の切断性と創造性を照らし出す。暦時間はまさに純粋に順序化した時間であり、その時間を過ごす主体は純粋順序によって分割されている。しかしそれゆえにこそ、反復しつつ更新することが可能になり、主体は新しいものを生みだす主体にもなりうるのである。*10

7. 臨床のもとへ

暦時間は精神科臨床にどのように関与しているのであろうか。いくつかの素描を示しておこう。

中井久夫(10)の発病過程論と寛解過程論は、暦時間の崩壊と回復の過程でもある。統合失調症の発病前段階、「無理の時期」から「焦慮の時期」に移行するとともに、「距離空間」が失調し「信号空間」が優位化する。暦時間の崩れもここから始まるだろう。静けさとざわめきとが奇妙に同居する「いつわりの静穏期」は「超覚醒感と圧倒的な抑留

*10 Deleuzeのいう永遠回帰は反復と同時に更新されるものであり、全く同一の状況が必ず再び回帰してくるという運命論的概念であるニーチェの永劫回帰（永遠回帰）とは異なる。ニーチェのそれは「運命愛」によって受容されない限り、コントラ・フェストゥムに至るものであろう。

された睡眠切迫感とでもいうべきものの共存」とされるが、これは暦時間を支える日内リズム崩壊の精緻な記述である。この「期」において一日はネジ山がバカになったネジのように虚しく回転するばかりとなる。

急性期においてもクロノス的時間は保たれるが、「カイロス的時間（人間的時間）は崩壊する」[10]（二巻三四頁）。寛解期前期の「繭の時期」に入ると空間分割法（描画）では「万華鏡的停滞」が見られ、パウル・クレーの一連の絵画に似た、中心のない分割が繰り返される。ここに暦時間の再生の兆しを見ることができる。寛解期後期には、季節感の回復があるが、これはまさに暦時間が本格的に作動しはじめていることを告げるものである。患者は不意打ちを避け、問題を時間的に局地化することができるようになるが、これこそ暦時間の本分である。*11

双極性障害もまた暦時間に大きく関与する。治療には一日のリズム感覚の保持もさることながら、月単位での日々の過ごし方のバランス感覚が求められる。病勢が激しくなる手前で、機先を制するような舵さばきをしたい。月単位での自身の生活を思い起こしながら、俯瞰的に対処できればよいのだがそれができないのがこの障害でもあるので、数日前との比較でよしとせざるを得ない。内部観測による綱渡りではあるが、コツをつかめばそれなりの安定が見込める。いわゆる「軽症うつ病」も同様である。

メランコリー親和型のうつ病には「十分な休養」が重要であることには昔も今も変わりはない。しかしうつ病患者の暦に「休日」はなく、休養を取らせることは一苦労である。彼らは「月月火水木金金」が身上であり、一日何もしないでゆっくり休息をとるという「休日」が排除されている。彼らが真の意味での休養を取るために、彼らの暦時間に「休日」が組み込まれなければならない。

またどのような疾患であってもデイケアには一定の治療的意義があるが、暦時間の特性を生かし、かつ暦時間的リズムを補強する治療としては、デイケアが最もふさわしい治療法である。デイケアの隠れた効用の一つとして暦時間の意義が大きく注目されてもよいだろう。

＊11　暦時間はクロノス的時間を基体としているが、そこにカイロス的時間が宿されてこそ本来の暦時間となるのであり、カイロス的時間の崩壊は暦時間の本来性の崩壊を意味する。統合失調症の急性期からの回復はクロノス的時間という暦時間の基体にカイロス的時間が宿されてゆく、つまりは暦時間が本来性を回復するプロセスである。

教育も臨床も大いなる反復である。だからこそ暦時間が手繰り寄せられる。取り返しがつかない出来事が反復的にやってくるという不条理もあるが、暦時間はそのような不条理を不条理のまま包み込む。

詩人・平出隆⑹は古井由吉の小説『野川』の解説で次のように書いた。

この小説ではイスラムの詩人やリルケやの韻文がはたらき、散文と拮抗する項を立てる。それは神話の円環的な時間であり、万物と照応する暦のリズムである。（三六四―三六五頁）

占星術は万物照応（コレスポンダンス）の思想であり、それは暦の呪術性に直結する。万物の照応である暦によって生成する大いなる反復の時間を私たちが過ごしていることの自覚は、私たちの意識や行動全体がどこかしら万物と照応しているという感触に通じている。暦時間はこのような健全なコレスポンダンスを担保してくれているのではないだろうか。

本稿の一部を第八回日本時間学会（二〇一六年六月十二日、京都市）、第三十九回日本精神病理学会（二〇一六年十月八日、浜松市）にて発表した。

（1）荒川洋治『日記をつける』岩波書店、二〇〇二年
（2）Deleuze, G.: Différence et repetition. PUF, Paris, 1968.（財津理訳『差異と反復』河出文庫、二〇〇七年）
（3）深尾憲二朗「精神病の深度と複数の時間性　アンテ・フェストゥム再考」（木村敏、野家啓一監修）『臨床哲学の諸相　空間と時間の病理』河合文化教育研究所、一九六―二一七頁、二〇一一年
（4）古井由吉、山城むつみ「対談　静まりと煽動の言語」群像、五五（一〇）：一九八―二二〇頁、二〇〇〇年
（5）檜垣立哉「生命のリズム／儀礼のリズム―ドゥルーズとレヴィ＝ストロース」（西井凉子編）『時間の人類学』世界思想社、一四二―一五七頁、二〇一一年
（6）平出隆「解説　稲妻と忘れ水」古井由吉『野川』講談社、二〇〇七年
（7）福間良明『焦土の記憶　沖縄・広島・長崎に映る戦後』新曜社、二〇一一年

（8）木村敏『時間と自己』中央公論新社、一九八二年
（9）Klages, L.：Von Wessen des Rhythmus. Verlag Gropengiesser, Zürich und Leipzig, 1923, 1934, 1944.（杉浦実訳『リズムの本質』みすず書房、一九七一年）
（10）中井久夫『統合失調症1、2』みすず書房、二〇一〇年
（11）野間俊一「飛翔と浮遊のはざまで—現代という解離空間を生きる」（木村敏、野家啓一編）『空間と時間の病理　臨床哲学の諸相』河合文化研究所、七八—九九頁、二〇一一年
（12）野間俊一『身体の時間』筑摩書房、二〇一二年
（13）樽味伸『臨床の記述と「義」　樽味伸論文集』星和書店、二〇〇六年

引用文において、「分裂病」と表記されている箇所は「統合失調症」に変更している。

患者の歴史を巡って　歴史フェストゥム論と暦時間

精神科臨床において、患者の養育歴、家族歴、生育歴、生活歴、学歴、職歴などは、患者背景として重要であると認識されている。また既往歴、現病歴、治療歴などは症候の変遷そのものであり、診断や検査、治療方針を確定するための不可欠な情報として活用される。これら患者にまつわる諸々の経歴を「患者の歴史」と総称するとすれば、精神科臨床において患者の歴史はどのような意味と意義を持つのだろうか。いやその前に、そもそも歴史とは何であろうか。

辞書（『大辞林』第三版）によると、

①人間社会が時間の経過とともに移り変わってきた過程と、その中での出来事。また、それをある秩序・観点のもとにまとめた記録・文書。

②ある事物が今日まで経過してきた変化の跡。経歴。来歴。

とある。歴史といえば、日本史や世界史を丸暗記するほかなかった中学・高校時代を想い出す。その頃の私は歴史に全く興味を持てなかったが、最近では旧所名跡に立ち寄って歴史を偲ぶこともするようになった。歴史には学ぶべきことがたくさんつまっていると今では思う。

「人に歴史あり」という。患者の歴史を望みみることは、患者という存在を時間の相で捉え、歴史の厚みを感じとりながら「今」の患者と向かい合うことである。その患者の生活や病状、地域社会や時代背景が、どのように移り変わってきたのか、どのような経過だったのか、どのような出来事が変曲点になったのか、などの理解があれば患者の体験世界にリアルな感触をもって接近できるだろう。

それにしても「歴史の厚み」は臨床にとってどのような意味を持つのであろうか。歴史はただの時系列的な情報の羅列であろうか。あるいは過去の巨大なお荷物として患者にのしかかっているだけだろうか。いや、患者が重ねてきた努力や苦労もまた歴史であろうし、人間的に成長を続け、家族や社会の中でさまざまな役割を担っていく道程も歴史である。思いもよらない要素が患者の歴史を動かしていることもあるかもしれない。

本稿では、臨床にとって不可欠である「患者の歴史」について考えてみたい。まず人類の歴史は六種類に分類されるという俯瞰的な見取り図を示す。そこに、木村・野間のフェストゥム論を接続する。その上で、日々の生活感覚と歴史との不離不即の関係について私が創案した暦時間概念によって記述し、アプド・フェストゥム型の歴史というあらたな視点を提供したい。

まずは、佐々木隆爾の「歴史とは何か」（浜林正夫、佐々木隆爾編『歴史学入門』有斐閣Sシリーズ、一九九二年所収）と貫成人の『歴史の哲学　物語を超えて』（勁草書房、二〇一〇年）を参照しつつ歴史の分類をしてみよう（表1）。

一．分類の一番目として、ギリシア神話や古事記というような、「神話・伝承」（叙事詩を含む）を挙げよう。これらは、歴史の原初的形態である。このような歴史世界によって作られる意識は原始的なもので、世界はある単純な原理が顕現する過程であるとみなされる。人々の自己は神に由来し、人々は天命によって生きていると理解される。

二．続いて、『史記』（司馬遷）を代表とするような「年代記」を挙げる。世界は事実・経験を積み重ねるなかで自ずと築きあげられる過程であると理解される。この歴史にお

表１

種類	代表例	歴史意識	世界観
神話伝承	ギリシア神話 古事記	原始的歴史観 世界は単純な原理に支配されている	自己は神に由来し天命によって生きる
年代記	司馬遷『史記』	事実や経験の積み重ねによって世界が作られるという意識	世界を包括的に把握しさまざまな事象を世界の中に位置づけ長期展望する
変革史	ルソー『人間不平等起源論』	人の手によって社会を変革し歴史を作る	社会変革するに足る資格があることを歴史が証明する
発展史	マルクス『資本論』	一貫した論理によって世界は発展する	生産様式（下部構造）が社会体制（上部構造）を決定し歴史は必然的に発展する
非連続・重層史	・フーコー ・ブローデル	・歴史の断絶と切断 ・個人、社会、自然というスパンの異なる歴史が重層	・同一性の解体 ・自然環境を含めた巨大で重層的な歴史システムの脅威への直面化
歴史の終わり	・フクヤマ ・リオタール	・東西冷戦後民主主義が普遍化したため歴史の発展は終焉した ・知識や科学などによって正当化できる「大きな物語」は終焉した	・歴史は目的を果たした ・普遍的な人類の歴史ではなく、臨場的で仮設的な「小さな物語」としてのローカルな歴史を生きる

いて世界は包括的に把握され、さまざまな事象がその中に位置づけられ長期的な展望が得られる。

三．次に、「変革史」としての歴史が登場する。これは、『人間不平等起源論』（ルソー）が示したように、社会は神の意志ではなく人の手によって変革されるものであり、歴史は人の手によって作られるものであるという観点から作成される歴史である。これは、人には社会変革するに足る資格があることを証明する歴史でもあり、近代的人間観に直結している。

四．次に「発展史」が来る。史的唯物論（マルクス）のもと、歴史を一貫した論理による発展過程と見る。下部構造である生産様式が上部構造である社会体制を決定し、歴史は下部構造の進展に従って必然的に発展すると理解される。

五．続いて、「非連続・重層史」に至る。フーコー（『言葉と物』ほか）やブローデル（『地中海』）は歴史を連続的でも単層的なものでもないとする。歴史にはいたるところに断絶があり、個人、社会、自然というスパンの異なる歴史が重層していると考える。人々はもはや歴史の中で同一性を得ることが不可能となり、自然環境を含めた巨大で重層的な歴史システムの中で、同一性解体の脅威に直面する。

六．最後に番外編として「歴史の終わり」を入れる。フクヤマ（『歴史の終わり』）、リオタール（『ポストモダンの条件』）によると、東西冷戦後に民主主義が普及したため歴史は終焉したという。知識や科学などによって正当化できる、歴史という「大きな物語」は終焉し、歴史はその目的を果たしたのである。普遍的な人類の歴史ではなく、臨場的で仮説的な「小さな物語」としてのローカルな歴史を人々は生きるようになったと考える。

フェストゥム論と暦時間

さて、以下は本書で詳しく論じたことだが、ここに簡単に確認しておこう。人の日常生活は時計によって計測される客観的時間によって管理されている。一方、人には内的時間（主観的時間）というものがあり、過去を振り返りつつ未来に向けて人は主体的に時間を作り出す、とも考えられている。しかし考えてみればどちらも極端な見立てである。客観的時間と主観的時間とが組み合わされた第三の時間として暦時間がある。それは以下のような特性を持つ。

・「日」が基本単位であり、「週」「月」「年」も独立的な単位として機能する。

・「今日」が現在であり、「昨日まで」が過去であり、「明日から」が未来である。
・「日」「週」「月」「年」は反復すると同時に更新する。
・さまざまな祭儀や記念日が登録され、人々の生活に彩りとリズムを与える。
・「期」と名付けられる「日々」や「週日」、「年月」は人々の生活に意味を与える。

このように、暦時間はクロノス的時間とカイロス的時間が共存する、日常的時間である。

木村敏は、統合失調症に代表される未来を先取りする時間構造をアンテ・フェストゥム（祭りのまえ）、内因性うつ病に代表される過去へ囚われた時間構造をポスト・フェストゥム（祭りのあと）、てんかん・そう病などに代表される永遠の現在を生きる時間構造をイントラ・フェストゥム（祭りの最中）と名づけた。野間俊一はそれに加えて、広汎性発達障害や解離性障害に代表される、祭りから遠く距離を置く時間構造、コントラ・フェストゥム（祭りのかなた）を提唱した。

一方、暦には祭儀の日程が定められており、祭の前日、祭の後日、祭の当日、という区分ははじめから折り込まれている。私たちは暦どおりにこの三種の時間を順に過ごす。

暦時間はアンテ・フェストゥム、ポスト・フェストゥム、イントラ・フェストゥムのどの時間構造にも一致はしないが近接している。祭の持つ横溢的な直接性とは一線を画しているという点でコントラ・フェストゥムにも近接するが、私たちの多くは大なり小なり、祭の日をお祭り気分に浸って過ごすことができるという点でコントラ・フェストゥムとも一致しない。

このような、上記四つのどの時間構造にも一致はしないがかけ離れてもいない中立的な時間構造を、私はアプド・フェストゥム（apud festum）と名付けた。

アプド apud はラテン語で「～のそばに」「～のもとで」「～とともに」という意味の前置詞であり、英語の at, by, near, among, with にあたる。

暦時間は、強く空間化された時間性であるが、それゆえに、木村・野間が提起した四つの時間構造が孕む病理性を緩和する器として機能するのである。

歴史フェストゥム論

さて、木村・野間の四つのフェストゥム体制と先に見た六つの歴史分類とを対応させてみよう。

私の考えでは表2のような対応関係となる。

順に説明を加えよう。

表2

神話・伝承	イントラ・フェストゥム
年代記、変革史、発展史	ポスト・フェストゥム
非連続・重層史	アンテ・フェストゥム
歴史の終わり	コントラ・フェストゥム

イントラ・フェストゥム型の歴史

イントラ・フェストゥム型の歴史とは「神話・伝承」のように、反復と更新をその本質とする原始的歴史であり、転換期の歴史的混沌の時期や、歴史的瞬間と呼ばれるような、ある事件が大きく歴史を変えるという発想の源に、この歴史が顔を出してくる。歴史に起源というものがあるとすれば、この歴史はその起源から順次遠く離れて発展してゆくのではなく、常時その起源に遡る、あるいは新たな起源がその都度生成するという歴史である。

それに対応する「患者の歴史」はどのようなものだろうか。

てんかんやそう病というイントラ・フェストゥム型の病状にある患者の病歴は反復と更新の繰り返しになりやすく、歴史的な「発展」が見られない場合が多い。患者との対話においても過去の対話を踏まえて内容が徐々にでもステップアップしていくことが少ない。このような患者に寄り添う時、患者が生きているであろう歴史の型を想像し、治療者・ケア提供者自らがこのようなイントラ・フェストゥム型の歴史感覚に親しんでみることによって見えてくるものがあるだろう。

ポスト・フェストゥム型の歴史

ポスト・フェストゥム型の歴史とは、私たちがイメージする通常の歴史（「年代記」、「変革史」、「発展史」）である。

私たちは多かれ少なかれ日本史と世界史という科目で歴史を学習している。その経験から、歴史とは過去の事件史であり、原始状態の人間たちが文明を生み出し、自然を克服し、部族間の衝突や融和を繰り返しながらも人類としての繁栄の道を歩み、国家が生まれ市民が生まれ、二度にわたる世界戦争ののちに、現在の社会体制が構築されるに至る長大な経緯であることを理解している。

この歴史感覚には、過去の歴史に学んで未来に向かうという未来指向的な感覚も含まれるが、この感覚は、過去によって現在が決定されているという決定論、宿命論に本質がある。この種の歴史によって過去の諸事象の位置づけが行われ、過去の世界が整序された形で見通せるからこそ未来についての予見が可能になる。

うつ病に代表されるポスト・フェストゥム型の病状にある患者では、この宿命論が肥大している。うつ病でなくとも、「過去の事件が現在の病状を決定している」、「生まれ持った遺伝素質が現在の病状を決定している」といった決定論、宿命論的構図は臨床現場に再三登場する。このように治療者・ケア提供者側にとっても決定的な役割を常に果たしている歴史の型であるがゆえに、「患者の歴史」をポスト・フェストゥム型の歴史のみで見てしまうことがないように、別の歴史をもって眺めてみるなどの相対化を心がけておく必要があるだろう。

アンテ・フェストゥム型の歴史

アンテ・フェストゥム型の歴史とは、フーコーの考古学やブローデルの『地中海』などで示されているような、非連続で重層的な歴史である。これはもはや通常の意味での歴史ではない。日常の生活世界を支えている習慣的行動や思考を引き剥がし、巨大な歴史システムという下部構造を露出させる。この下部構造は先に見た歴史の「起源」とは異なる。「起源」もまた下部構造が生み出す歴史概念であり、下部構造そのものは起源を持たず、自己生成的に生起し続ける偶然性が支配する世界である。この歴史は非連続的であり、主体は分散し断絶する。

統合失調症に代表されるアンテ・フェストゥム型の精神疾患は先に挙げたカオスに近い歴

史システムそのものに直接コンタクトしてしまっていると考えられる。彼らの特有の困惑と、錯綜した歴史感覚はそのことを物語っている。医療者・ケア提供者は自身の通常の歴史観をいったん棚上げにして、この歴史に少しでもなじむことができれば、それ自体が有益な治療的アプローチとなる可能性がある。

コントラ・フェストゥム型の歴史

コントラ・フェストゥム型の歴史とは、ポストモダン的な「歴史の終わり」論に相当する。ここには終末論とは別の形で、歴史概念そのものに終わりがあることの看破がある。歴史には重く、分厚く、底知れぬ深淵というイメージがつきまとうが、それら歴史の重量がふっと軽くなるような浮遊感に包まれる。

広汎性発達障害や解離性障害などのコントラ・フェストゥム型の病状にある患者には歴史の実感が欠如している。「患者の歴史」は事項の羅列に過ぎず、冷めたスープのように、いくら食べても患者を温めてはくれない。リアリティが感じられない歴史などないに等しいのである。医療者・ケア提供者も殺伐たる思いに引き込まれるが、意外なところに「小さな物語」が隠れていることも多い。それらの「小さな物語」をかけがえのないものとして、大切に育みたい。

アプド・フェストゥム型の歴史

アプド・フェストゥムは四つのフェストゥムの病理性を緩和する器であり、アプド・フェストゥムとしての歴史というものも想定できる。それは、いくつもの異なる歴史に一定の理解や共感を感じつつも、どれかひとつを盲目的に信奉するのではなく、どれにもアクセス可能な、バランスの良い共通感覚（プラットホーム）としての歴史感覚である。

私たちには日常生活の折々にふと体感する歴史性というものがある。勤務する会社の歴史を大きく揺るがせる事件の渦中にあって歴史の動乱を感じ取ったり、子供の将来を想像して茫漠とした気分になったり。縄文時代の人々の暮らしに思いを馳せたり、歴史なんて知らなくても生活に困らないようとうそぶいたり。知人の意外な過去を知って、人に歴史ありだなあと思い、事実は小説より奇なりだ、と口にする。ツアー旅行やさまざまな記念日に歴史の深淵を一瞬でも覗き込む。このようにして人は歴史とともに時を過ごす。それを可能にしているのは、暦時間という時間構造である。

暦時間と歴史との関係

先にも書いたが、暦時間は「日」が基本単位であり、「今日」が現在である。反復と更新が繰り返され、祭儀や記念日が登録されている。「期」という区切りがあり、クロノス的時間とカイロス的時間が共存している。このような構造を持つ暦時間は、歴史とともに時を過ごすというアプド・フェストゥムとしての歴史を可能にしている。

例えば、歴史にとって日付とは何であろうか。暦は習俗的行動をなすべき日付を告げてくれる。日記に初めに書くのも日付である。日記は「書く」ともいうが「つける」ともいう。詩人の荒川洋治は次のように書く。

「つける」はあとから見てもわかりやすいように、決まったスペースがあると、力を発揮する。日記には一日単位という枠がある。日付、曜日、天気、ときには気温などの数字を並べるのも「つける」が得意とすること。こちらの意向にかまわずにすでに決まっていることを習慣的に記すには「つける」がぴったりだ。(『日記をつける』岩波アクティヴ新書、二〇〇二年)

暦時間において人は、今日がどの日なのかを折にふれて確認する。カレンダーを見ても

「今日」はどこにも記されていない。人はどの日付が今日という日に当たるかの見当をつけなければならない。それは、今日に名前を「つける」行為である。それはまた過去と未来のすべての日に一斉に順番通りの名前がつくことでもあり、広大な歴史の海にアンカーを降ろすことでもある。日付をつけるとは、歴史というアーカイヴにアクセスする体験の原初的なかたちなのである。

基本的なことを確認しておこう。歴史は過去の出来事を扱うが、歴史そのものは時間ではなく、過去の出来事の記述とそれをめぐる思考である。歴史それぞれによって必要とされる時間の目盛りが異なる。

イントラ・フェストゥム型の歴史においては、時間は反復的な交代現象であるので、直線時間による目盛りはそれほど必要とされない。

ポスト・フェストゥム型の歴史においては、日付が重要となり、年月日という目盛りが大いに活躍する。一人の人間の人生という単位から、ひとつの地域、ひとつの地方、ひとつの国家、ひとつの文明、ひいては地球全体の歴史という単位にまで、年月日という単位はスケールを連続的に拡大することが可能である。

アンテ・フェストゥム型の歴史においては、百年、千年単位の巨大な時間区分が要請される。今現在を生きている人間にとっては、この単位は永遠に等しいが、単位化され目盛り化され、縮尺的操作を行うことで歴史を擬似的に体感することが可能となる。

　コントラ・フェストゥム型の歴史においては、目盛りの必要性は、極端に低下する。砂のように無機質な日々を送りつつも、外傷的体験を受けた日付だけは重要な意味を持っており、記念日症候群と呼ばれるような外傷再体験に至ることも少なくない。日付そのものが外傷に直結するものとなっており、目盛りとしての機能を失ってしまう。

　アプド・フェストゥム型の歴史においては、暦時間の機能が存分に発揮される。それはタイムライン、タイムテーブル、タイムスケール、タイムラグといった暦時間機能がインストールされた歴史であり、パースペクティブとプロポーション（均整化）機能が備わっている。歴史への飲み込まれと歴史からの疎隔、歴史の決定性と未然性、など歴史が孕む矛盾を暦時間というある種の演劇的構造によって受容し、安全化とともに生々しい歴史のダイナミズムを体験する。それゆえにツーリズムという通路も可能となるのである。

庄野潤三のサルトグラフィ

はじめに

庄野潤三（一九二一―二〇〇九年）は大阪府生まれの小説家であり、「プールサイド小景」で一九五五年に芥川賞を受賞した。平穏な日常の危うさを描き、世にいう「第三の新人」と呼ばれ注目された。その後、身辺の日常生活を素材とした小説を執筆しつづけた。平易なしかし研ぎ澄まされた文体によって慈しむように描き出される日常世界はさながら長大な散文詩である。

以下、庄野の年譜を辿ろう。

大正十年、大阪の帝塚山に生まれる。

昭和十四年、大阪外国語学校英語部に入学。伊東静雄と交流。

昭和十七年、九州大学法学部に入学。東洋史専攻。島尾敏雄らと交友。佐藤春夫と知り合う。

昭和十八年十二月、海軍に招集。フィリピンに向かったが、戦況の変化により内地に残ることになり、伊豆半島で終戦を迎えた。復員後すぐに大阪の今宮中学で歴史教師。
昭和二十一年　結婚。
昭和二十二年　長女誕生。
昭和二十六年　朝日放送に転職。ラジオの仕事。阪田寛夫と同僚に。長男誕生。芥川賞の候補に入るようになる。吉行淳之介、安岡章太郎らと交流。
昭和二十八年　朝日放送東京支社に転勤。西武線石神井公園近くの麦畑の中に家を新築し東京に転居。
昭和三十年　芥川賞受賞。
昭和三十一年　次男誕生。
昭和三十二年八月から一年、ロックフェラー財団の援助によりアメリカ（オハイオ州ガンビア）に妻と二人で留学。
昭和三十四―三十五年　長いものを書こうとしてスランプに。佐藤春夫のアドバイスで開眼し「静物」を書き上げた。
昭和三十六年　家の前の道をしきりに走るオートバイの音に悩まされ、神奈川県の生田に転居。山の上だがそこだけ木がなく、「まわりが全部空」という見晴らしのよい場所に家を建てる。山は住宅公団の団地建設のためにこわされる。それまでの二年半の生活を『夕べの雲』に記している。

昭和四十九年　脳出血発症したが、回復。庄野潤三全集全十巻。

昭和五十年　阪田寛夫「庄野潤三ノート」。

子供達はみんな結婚して家を出たが、孫を連れて家にやってくる。そのような妻との生活を書く日々（『貝がらと海の音』以降）。

平成十八年　脳梗塞発症。要介護五の状態となるが、家族と介護スタッフによる手厚い介護を受ける。

平成二十一年九月　老衰のため逝去。享年八十八歳。

庄野の病跡学としては松井・中井による共著論文（一九八八年）が存在する。[9] そこでは庄野の作品群が丹念に読み込まれ、随所に鋭い分析が加えられている。しかし論文発表年には庄野は六十七歳であり年一回のペースで単行本の出版を続ける現役作家であった。そのためか、考察は庄野本人を対象とせず小説の作中人物を対象としている。本稿ではこの先行研究を足がかりとしつつ、一九八八年以降の諸作品と庄野の没年までの生活史を視野に入れることによって、作中人物のみならず庄野自身が循環気質者であろうことと、庄野の文体もまた循環気質的記述であることを指摘する。また、庄野の写生は循環気質性を自制し俯瞰性を獲得するによって成立しており、そこにはゆるぎなき暦時間構造が大きな役割を果たしている。またアントノフスキーの健康生成論に照らしつつサルトグラフィ(8)的見地に立つと庄野作品は疾病包容型の弱い健康を体現していることを主張する。

庄野は循環気質者であろう

まずは庄野の人となりについて他者からの評価を見てみよう。

同じく「第三の新人」として親交の深かった安岡章太郎(25)は次のように書いている。

クマの仔のような丸顔をほころばせると、キレイにそろった真っ白な歯が覗いて、みるからに健康そうであり、そばにいるとそれだけでスポーティーな気分がわいてくる。

庄野の顔は「若々しく、坊ちゃん坊ちゃんした風貌」、「福々しい顔つき」とされ、島尾敏雄の「陰々滅々たる顔つき」とは正反対だという。友人たちに朝日放送のラジオの原稿を依頼するという経済的援助を惜しみなくしていたなど、庄野の好人物ぶりを示すエピソードが並ぶ。

一方、頑固で気難しい一面もあったようで、銀座のバーで下品な振る舞いではしゃぐ友人たちを尻目に、庄野はホステスに文芸雑誌のページを開いて読んでやっていたというエピソードを紹介し、「明けっぴろげなワガママを押し通す強さ」があったとする。

元文藝春秋の編集者・高橋一清(22)のこのような証言もある。


初めて会った庄野さんは四十六歳であった。作業ズボンにスポーツシャツ姿で、がっしりとした体つき。落ち着いた話し方で、重厚な感じを受けた。

庄野さんの所から帰ってきた編集者は直ぐにわかった。いずれも、おだやかな貌をしているのだ。私もそうだった。庄野さんに会った後、しばらく「仕合せ」な気分であった。揺れない文藝への姿勢、質素だが豊かな暮し、人と人との絆を大切にした温雅な人生の充実が庄野さんにあった。それに触れるよろこびは何ものにもかえがたかった。

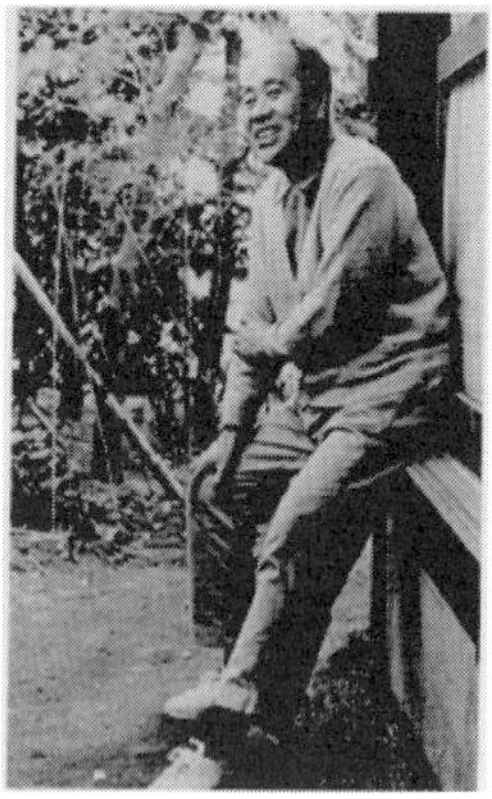

図１　1970年（昭和45年）[15]

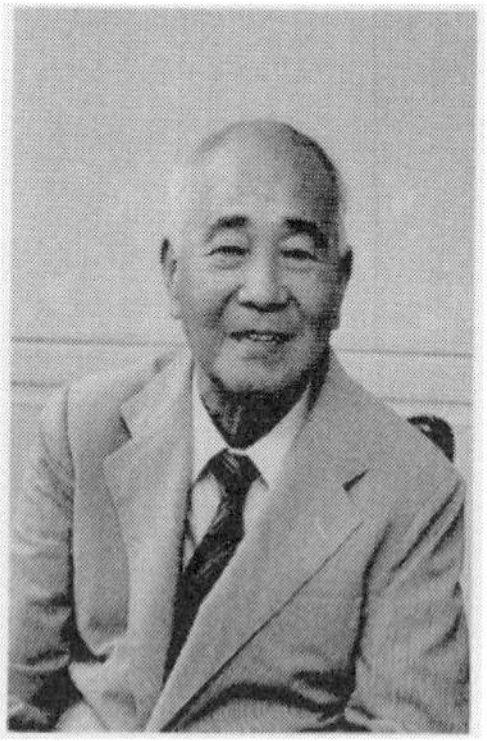

図２　2002年（平成14年）[16]

ここにも庄野の福々しく円満な人柄が読み取れる。しかしまた庄野を語ろうとする人物は、安岡と同じく、庄野の円満さの隙間から噴出する頑固さを示すエピソードを添えようとする。

例えば庄野は『夕べの雲』のドラマ化の話があったが断った。理由を聞くと不愉快な表情を顕わにして、「高橋さんは、私のものがテレビドラマになったりするのを望まれますか。私は昼と夜に音楽入りで自分の小説がテレビで流されるのはかなわない。ブラウン管に自分の名前が出ると思うと、それだけでも耐えられません」と言った、など。

また筋肉活動に熱中する傾向もあった。学生時代はラクビーの選手であり、石神井の家の庭には高鉄棒を設置し、大車輪をしていたという。[21]

数枚の肖像写真が公表されている（ここに一部を掲示する。図1・2）。体格としては肥満型と闘士型が混合しているように見受けられる。

以上の資料から考案して、庄野は循環気質者であったが、てんかん気質的な側面も持ち合わせていることも軽視できないと考える。

庄野の文体は循環気質的記述である

富岡幸一郎[23]によると、庄野の文章は誰が書いても同じような坦々とした記述の中に、例えば「一匹のとんぼ」が読者の前にしっかりと「生きて在るもの」として出現する。そこには独特の文体によって駆使される言葉の魔術があるという。

かつて筆者ら[13]は、正岡子規の「写生」を中心気質的なものと捉え、精神科臨床における中心気質的交流から生まれる記述を中心気質的記述と命名した。*1 同時に、分裂気質的記述、循

*1　中心気質：安永浩[24]が提唱した概念。てんかん気質に近い。のびのびと発達した五—六歳の子どものイメージが中核。「天真らんまん、うれしいこと、悲しいことが単純にはっきりしている（しかも直裁な表現）。周囲の具体的事物に対する烈しい好奇心。熱中もすればすぐに飽きる。動きのために動きを楽しみ（ふざけ）、くたびれはてれば幸福に眠る」。

表1　気質、記述、精神科臨床、文章表現全般についてのマトリクス

	精神科臨床	文章表現全般
中心気質的記述	治療者と患者との中心気質的交流から生まれる記述 Ex.「アンテナ感覚」「頭の中が騒がしい」	リアルな現実を生々しく写生し、手触りのある文章。言葉の記号化は不完全であり、生々しい「モノ」としての側面が残されている。 Ex. 正岡子規
分裂気質的記述	治療者の方から一方的に、冷徹・客観的になされる記述 Ex. 記述精神病理学	観念的、抽象的、思念的操作が前面に出ている文章。言葉は完全に記号化されている。記号としての存在感がある。 Ex. 芥川龍之介
循環気質的記述	談話の様子そのものを再現するようなナラティヴな記述 Ex. 会話記録、口真似	情感をたたえ、渾々と流れるような文章。言葉の選択は全体的な情感を作り上げることが優先される。 Ex. 井上靖

環気質的記述についても素描しておいた（表1、第2列）。

ここでは、精神科臨床における記述という限定を超えて、言語表現全般に適応を拡大してみたい（表1、第3列）。

中心気質的記述とは、リアルな現実を生々しく写生し、手触りのある文章のことを指す。言葉は完全に記号化されているわけではなく、生々しい「モノ」としての側面が残されている。正岡子規の写生文がその好例であろう。

分裂気質的記述とは、観念

的、抽象的、思念的操作が前面に出ている文章である。言葉は完全に記号化されていて、記号としての存在感がある。芥川龍之介の文章はその典型と見られる。

循環気質的記述とは、情感をたたえ、渾々と流れるような文章を指す。言葉は情感を伝えるために奉仕する。井上靖の文章などがここに入る。

庄野の文章を見てみよう。

生まれたばかりの子ムカデのように見えても、刺すことは刺す。それも天井から落ちて、真下に寝ている細君の足に当たった瞬間に刺す。そういう憎らしいことをやる。

この子ムカデは、天井裏を這っているうちにどこか出られるところを見つけて、そこへ行くつもりで這って行ったら、真っ逆さまに落ちたに違いない。人間なら、目をまわすところだ。それを目をまわさないばかりか、落ちたのが何の上かということも分からない先に素早く刺す。右足の膝小僧は、普通に寝ていれば、スカートの下に隠れている。運悪く、細君が体操選手のように伸びをしたところへ落ちて来たのであった。（『夕べの雲』[17]）

庄野の文章は写生に力点が置かれているので、中心気質的記述に見えるかもしれない。しかし、子規の文章のようなザラっとした言葉の手触りはなく、ツルツルとどこまでも滑りゆくような流暢性がある。また文章全体に「愛惜の情」（松井・中井[9]）が底流している。これらのことから、庄野の文章は循環気質的記述に分類できるだろう。

他作家との比較

ここで庄野の文体、ひいては庄野文学の特性を他作家と比較しつつ考察する。庄野の坦々としつつも、情景を生き生きと描写する的確な文章表現は、小説の神様と呼ばれた志賀直哉を彷彿とさせる。

> 山の手線の電車に跳ね飛ばされて怪我をした、その後養生に、一人で但馬の城崎温泉へ出掛けた。背中の傷が脊椎カリエスになれば致命傷になりかねないが、そんな事はあるまいと医者に云われた。二三年で出なければ後は心配はいらない、とにかく要心は肝心だからといわれて、それで来た。三週間以上——我慢出来たら五週間位居たいものだと考えて来た。（志賀直哉「城の崎にて」冒頭[12]）

志賀の文章は読者をぐいと引き込む強さがある。それに比べると庄野の文章にはそっと触れてくるような弱さ（やさしさ）がある。志賀は自己中心的な強力性を備えた気質を持っていたことは伝記等からも明らかであり、その文体は中心気質的文体と呼んでよいだろう。片や庄野の文体は、志賀のような情景を鷲掴みにするような剛力を示すかわりに情景にまつろう情緒の機微を流れるようにやさしく歌い上げる調律力が魅力である。

同世代の「第三の新人」たちと比較してみるとどうか。江藤淳は『成熟と喪失―〝母〟の崩壊―』(3)（一九六七年）という評論の中で、安岡章太郎（『海辺の光景』）、小島信夫（『抱擁家族』）、遠藤周作（『沈黙』）、吉行淳之介（『星と月は天の穴』）、庄野潤三（『夕べの雲』）という「第三の新人」を取り上げ、「第一次戦後派」が左翼大学生だとすれば「第三の新人」は不良中学生だとする。『海辺の光景』は「父」になりきれないまま「母」を喪失する、成熟できない青年の物語であり、『抱擁家族』は「父」によって代表されていた倫理的な社会が、次第に「母」と「子」の肉感的な結合に支えられた自然状態にとりかこまれて腐敗して行く話、『沈黙』は「沈黙」を続ける「父」は敗れ「踏むがいい」といって「私」を赦す「母」が最後の勝利をおさめるドラマ、『星と月は天の穴』はすでに「母」はなく「父」もない「子」の荒涼を描いた性的断片であるともいう。この評論の中で、江藤が唯一賞賛するのが庄野潤三である。他の作家の主人公たちが「治者」（「統治者」の意）ではなく「被治者」の立場に甘んじようとする中で、大浦（『夕べの雲』の主人公）は敢然と「治者」であろうとするのだと。

彼の周囲の「自然」も破壊され、一切は「もうこの世には無いもの」のように見える。大浦が実はそういう、「幻」の世界に立っている「治者」なら、彼はあたかも世界が実在するかのように、そして秩序がそこに実現されるかのように、しかもそのいずれをも少しも保証されずに生きているのではないであろうか。(4)

なにものかの崩壊や不在への「恐怖」のために、人は「治者」の責任を進んでになうことがある。しかし「治者」の、つまり「不寝番」の役割に耐えつづけるためには、彼はおそらく自分を超えたなにものかに支えられていなければならない。大浦があたかも「父」であるかのように耐えつづけられるのはなぜか。(5)

江藤の論には強引と思われる部分も多く、全面的に賛同できるわけではないが、個性豊かでスキャンダラスな小説を書く他の作家たちの中に埋没してしまいそうな、さしたる事件もない穏やかで平凡な日々を書き連ねる庄野文学に、敗戦という巨大な喪失と崩壊の中でそれでも「不良」にならず、退廃的になったり虚無的になったりもせず、日常世界を一から築き上げるようにして言葉を紡ぎ続けることに特別な価値を見出したという功績は大きいと言えるだろう。

俯瞰性の獲得

庄野の初期作品群には日常の裂け目を描き出そうとする純文学的志向があり、その文章は分裂気質的記述に向かっていた。しかしこの方向は、先に見た通り、庄野の生来の気質とは反する方向であった。難産の末書かれた「静物」が分水嶺となった。この小説は関連の乏しい場面がモンタージュ的に並べられているだけであり、これというメイン・ストーリーがない。プレ・ストーリーの状態のまま話が終わり、結局誰が主人公だったのかもわからない。ストーリー発生の萌芽状態に立ち会っているような不思議な感覚を残す、庄野作品の中でも特異な作品となった。

その後庄野は、身辺雑事を丹念に記述（写生）するスタイルへと一気に舵を切った。庄野の本来の気質からして、雑多なものが混交するナラティブな饒舌性をその特徴とする循環気質的記述が最も庄野に適していると思われるが、にもかかわらず写生を旨とする中心気質的記述に向かおうとしたのである。結果、庄野は自らの持つ循環気質性に一定の歯止めをかけるという作業を続けることになった。そこで注目されるのが、俯瞰性である。

庄野は文学の師である伊東静雄からつぎのようなことを言われたと書いている。[19]

> これからの新しい文学は、自分の心理や何やらをほじくったりするものでなく、また身辺小説でもなく、ひとつの大きな歴史に人が出交するそのさまを、くどくどしたことは書かずにそのまま述べてゆく（源平盛衰記、平家物語などのように）、そんなのがいいと云われた。（中略）これが文学に史感——歴史のみかたの史観でなくて、歴史の感覚と書く方の史感ですが——の生まれる道なり。史感のない文学は駄目。

庄野の小説には歴史上の人物は登場せず、市井の人々の平凡な生活が描かれるだけだが、それでも確かにその筆致にはここで語られている史感がある。市井の人々の生活の微細な場面の記述に大きく筆を割きながらも、同時に大きな歴史の相のもとにすべてを俯瞰する眼が保持されている。*2

もし庄野が自身の循環気質性を全開にして小説を書いたとすれば、「自分の心理や何やらをほじくったり」、「くどくどしたこと」を書き連ねる「身辺小説」を書くことになったであろう。それはそれで文学作品としての価値が劣るというわけではないが、庄野はその方向をよしとせず、自身の循環気質性に一定の歯止めをかけ、中心気質的な写生記述へと大幅に近づけたのである。これには、先に見たように、庄野の持つ第二の気質がてんかん気質（中心気質が包含する気質）であったことも大いに関連していると思われる。

庄野が小説の文体を彫琢するにあたり、自身の循環気質的性向をあえて自制したことと、「史感」という俯瞰性を獲得したこととは大いに関連することであろう。そのことも含めて、次節で「暦時間構造」という概念を導入しつつ考察を展開したい。

＊2　村手[10]はその俯瞰性に着目し、庄野の『夕べの雲』とチェーホフの『桜の園』との類似性を指摘している。「家庭という小さな場所、今この時に立脚し、その生活の中から肌で感じ取る歴史こそが庄野の歴史眼なのであろう。同時にその歴史眼で一つの家庭が俯瞰される。こうした俯瞰する視点が、明るさや淋しさ、おかしみやペーソスが深く豊かに響き合う『桜の園』の喜劇性とも結びついているのである。」

ゆるぎなき暦時間構造

庄野が書き綴る日々の日常の時間は暦によって区切られる時間である。暦には直線的時間とは異なる構造がある。

暦は、国や文化、時代によって異なるものであり、日本では、明治五年に旧暦（太陰太陽暦）から新暦（グレゴリオ暦）に改暦されたが、今でも旧暦は文化として親しまれている。このように一つの文化に複数の暦が用いられることも珍しいことではない。しかしそれらが暦である以上、どの暦にも共通する構造がある。それは以下のようなものである。

・「日」が基本単位であり、「日」が繰り返されることによって「月」となり、「月」が繰り返されることによって「年」となる。

・絶対的な反復であるにもかかわらず、一日として同じ日はない。つまり、反復と更新が連綿と続く。

・特別な日付が設定され、「その日」にはなにがしかの非日常（祭り）が持ち込まれる。「その日」は年に一回巡ってくる。何年も昔の出来事が、「祭り」の儀式を伝って「今ここ」に立ち現れる。ここにも反復と更新がある。年中行事や習俗、学校や会社の行事は季節感を鮮明にし、私たちの暮らしに「節目」を作り出す。

このような時間構造は暦という仕組みがあってこそ構築されるものである。暦という仕組み（規則性）によって構造化された時間を暦時間と筆者は呼んでいる[14]。暦時間は健康的な生活を送っている人にはあまりにも当たり前すぎてその重要性を実感しづらいが、もし暦時間がなかったらと想像してみると、そこにはカオスが口を開けていることがわかるだろう。暦時間はカオスを排除するのではなく、カオスの器として機能し、いわばカオスを飼いならす作用を持つ（祭りはカオスの一部を日常に持ち込む仕掛けである）。このダイナミズムは、「健康生成的」と呼びうるだろう。

双極性障害（とりわけⅡ型）に対して、日々、活動記録表をつけさせることの効用もこの暦時間構造から説明できる。双極性障害の症状が強い時期においては、患者の生きる暦時間構造は崩れてしまう。日や週や月のリズムが吹き飛んで、疾病固有のペースに患者が飲み込まれてしまう。病勢の激しい時には難しいが、病勢が弱い時には、暦時間的なリズムを取り戻す工夫をすることが病状の安定につながる。活動記録表の作成はその一助となる。

庄野は循環気質者であり、その気質傾向に隷従するならば、いわゆる「身辺小説」を書くことになっていた可能性がある。身辺小説においても日常的時間として暦が登場するが、それは直線的に計測される客観的時間の延長としての暦であり、それ以上のものではない。主題はあくまでも日常生活を彩るさまざまな出来事とそれにまつわるとりどりの情感のタペストリーである。それはそれで滋味溢れる世界を堪能できるがそのような世界を作り出している構造そのものは不問に付されている。しかし庄野の作品は、平穏な日常を描写しているにすぎないにもかかわらずその行間に危機の予兆が潜在しており、その緊張感が作品を支えている。読者は日常のささいなことになぜかはらはらしながら読み進め、一日分の記述を読み終えるたびになぜかほっと安心する。私たちの日常を飲み込んでしまうカオスの存在を潜伏的にでも感じながら一日という器によってそのカオスを馴化している、そのような暦時間構造そのものが庄野作品の隠れた主題であるとも言えるのである。庄野がこの世界に到達したのは、生来の循環気質傾向を自制しつつ、第二の気質であるてんかん気質傾向との混淆によって複眼的で立体的な文学空間を描出することができたからであろう。『桜の園』(チェーホフ)に共通するような「俯瞰性」はこのような機制から生まれていると思われるし、暦時間構造そのものが、虫瞰と俯瞰との双方が同居する構造(一日は永遠の現在であるとともに無限に連なる日付の中の一ピースでしかない)であるので、庄野の作品世界は暦時間構造を備えることによって「史感」を得ることになったとも言えるだろう。

庄野は、戦後日本の深刻な社会問題から目を背けているという批判を受けたが、松井・中井によるとそれは「大問題を正面から見据えて解決を急ぐことをしないという躁うつ病親近者の人生知」[9]であるという。

どっちみち、わかったときには苦痛を味わうのだから、わざわざ途中まで出迎えに行かなくてもいい。(『夕べの雲』[18])

炭疽菌とかテロとか、そういうことはあっても見ないのです。自分とはかかわりがない。自分に大事なのは、脂身をつつきにくるシジュウカラだという、そういう気持があります。(二〇〇一年、九・一一テロの二ヶ月後に行われた江國香織との対談[20])

このような庄野の述懐からも暦時間の持つ危機回避構造が読み取れる。直線的時間における現在は次々と過ぎ去る一瞬であるが、暦時間の現在は、「今日」そのものでありそれ自体が一定の広さと深さを持った器のような時間である。つまり、今日のうちには明日は来ないし、明日は明日の風が吹く。だからこそ未来の不安に耐えうるのであり、この保護作用もまた暦時間構造が備える重要な機能である。

日本語表現学を専門とする半沢幹一[7]は、庄野の作品に「不思議」という言葉がよく使われることに注目する。

庄野の「不思議」経験は、日日の生活経験の中にあって、祝祭と称するにふさわしい性格をもっていると考えることができる。その意味で、庄野の文学は、まさに「日日の祝祭」の文学と評することができよう。

「日々の祝祭」を可能にしているものこそ暦時間構造なのである。

疾病包容型の弱い健康

医療社会学・健康社会学者であるアーロン・アントノフスキー[1]は疾病生成論と健康生成論（サルトジェネシス）とを区別し、疾病の発生原因を追及することとは別に、健康そのものが何によって作られるのかと問うた。つまり健康の発生原因を追求することが新しいテーマとして提唱されたのである。このことは病跡学にも新しい視点を提供する。小林は「創造性と病理を論ずるのがパトグラフィならば、創造性と健康を論じるのはサルトグラフィではないか」[8]と言い、従来の病跡学では十分に論じられてこなかった未開拓な領域としてサルトグラフィという枠組みを提起した。*3 今後大いに発展する領域であると思われるが、本論で取り上げている庄野潤三もまた、戦後の価値の崩壊の中で他の作家たちのように時代の病理を体現するような作品を産出し続ける道から、困難な時代の中にあってもなお「健康的」な作品を産出し続ける道へと方向転換を図ったという意味で、サルトグラフィ的見地からの考察を加えておきたい。

過酷な環境に長期間晒されてもなお健康を保つことができた人物への調査などの実証的研究によって発見されたものがＳＯＣ（sense of coherence 首尾一貫感覚）である。

ＳＯＣとは、「自分の内的そして外的な環境は予測可能なのであり、しかも物事は無理のないように見込まれるし、うまくいく高い見込みがあるというような自信、とくに、浸透的かつ持続的で、動的でもあるような自信の程度を表現する包括的な方向性[11]」であり、把握

＊3　病跡学に健康生成の考えを持ち込むこと、すなわち「サルトジェニック（健康生成的）な病跡学」というコンセプトは第六十三回病跡学会（二〇一六年）の大会長だった齋藤環の創案になるもので、この学会のシンポジウム「健康生成と病跡学」においてシンポジストだった小林聡幸が齋藤のアイディアを受けて造語したのがサルトグラフィ（康跡学）という用語である。

可能感、処理可能感、有意味感という三要素から構成されている。つまり、「首尾一貫感覚（SOC）とはその人に浸みわたった、ダイナミックではあるが持続する確信の感覚によって表現される世界（生活世界）規模の志向性のことである。それは、第一に、自分の内外で生じる環境刺激は、秩序づけられた、予測と説明が可能なものであるという確信、第二に、その刺激がもたらす要求に対応するための資源はいつでも得られるという確信、第三に、そうした要求は挑戦であり、心身を投入しかかわるに値するという確信から成る」(2)とされる。

これは実証的研究から抽出されたものであるがゆえに重要な概念であるが、上記の記述からは、常に自分に自信があり、前向きで、何があってもくじけない、いい意味での鈍感さを持った、強い精神力を謳っているような印象を受ける。

庄野の場合はどうであっただろうか。庄野の生涯と作品を概観すれば、庄野もまた十分なSOCに恵まれていたとみなしうるであろう。しかし庄野の示す「健康」は、正岡子規や志賀直哉が示したような強い精神力によってもたらされる「強い健康」ではない。

庄野作品はいつ襲ってくるかわからない災厄や破綻（カオス）の危機を行間（ウラ）に忍ばせながらも、文章のオモテで描出する世界はどこまでも平和な小世界が広がっていて、そこには「健康」と呼びうる平穏さに満ちている。*4 それは「強い健康」ではなく、破綻の危険を巧妙に回避しつつ健やかに康らかに生きる「弱い健康」である。それは弱いがゆえの繊細さとしなやかさを持っており、疾病を包（つつ）みこむ、「包む健康」でもある。

包むは「くるむ」とも読む。赤ん坊をタオルなどで「くるむ」とは言っても「つつむ」とは言わない。赤ん坊の顔は露出させておく必要があるので、「くるむ」のである。つまり、「くるむ」は対象が一部露出していることを含意していると言えるだろう。破綻や危機、病苦が強すぎて、もはや全体を「つつむ」ことができなくなり、それらの一部が露出してしまうこともあるだろうが、その場合でも、「くるむ」ことは可能であるということになる。激しい病苦が露出し、前面に出ると、そちらにばかり気を取られてしまうが、そのような露出の陰で、可能な範囲で柔らかくそれらを「くるむ」健康が生成していることに気づかれることが重要だろう。

＊4　松井・中井は庄野作品を分析する際に、土居健郎[6]の「オモテとウラ」概念を参照して「オモテはあくまで危機であるウラを正面から解決することなく、その下にウラを包み込むことによって形成される[9]」とし、庄野作品には失調の方向へ落下させないオモテとウラの使い分けがあることを指摘している。

本稿は第六十四回日本病跡学会（二〇一七年七月二日、京都）での発表に加筆修正（改題を含む）したものである。

（1）アーロン・アントノフスキー（山崎喜比古、吉井清子監訳）『健康の謎を解く　ストレス対処と健康保持のメカニズム』有信堂、二〇〇一年（原著は一九八七年）
（2）同書、二三頁
（3）江藤淳『成熟と喪失―〝母〟の崩壊―』講談社文芸文庫、一九六七／一九九三年
（4）同書、二四五―二四六頁
（5）同書、二四九―二五〇頁
（6）土居健郎「オモテとウラの精神病理」『分裂病の精神病理1』東京大学出版会、一―二〇頁、一九七六年
（7）半沢幹一『表現の愉楽』明治書院、四七頁、二〇一五年
（8）小林聡幸、第一一四回日本精神神経学会シンポジウム八「健康生成の病跡学―サルトグラフィの試み」（二〇一八年）のための企画メール（私信、二〇一八年五月八日）
（9）松井律子、中井久夫「庄野潤三氏の作品にみる躁うつ病親近者の一つの人生経路」病跡誌、

三六：二―一一頁、一九八八年
(10) 村手元樹「庄野潤三『夕べの雲』論―チェーホフ『桜の園』から読む―」愛知県立大学大学院国際文化研究科論集、一九：六四―八八頁、二〇一八年
(11) 斎藤環『人間にとって健康とは何か』PHP新書、三三頁、二〇一六年
(12) 志賀直哉「城の崎にて」『ちくま日本文学021　志賀直哉』ちくま文庫、三一六頁、一九一七／二〇〇八年
(13) 杉林稔、桑代智子、濱田伸哉「正岡子規の「写生」と精神科臨床における記述」病跡誌、九〇：九二―九七頁、二〇一五年（本書所収）
(14) 杉林稔「アプド・フェストゥムとしての暦時間」臨床精神病理、三八：三二七―三三八頁、二〇一七年（本書所収）
(15) 庄野潤三『ザボンの花』講談社文芸文庫、三一一頁、二〇一四年
(16) 庄野潤三『星に願いを』講談社文芸文庫、二〇五頁、二〇一六年
(17) 庄野潤三『夕べの雲』講談社文芸文庫、一三七―一三八頁、一九六五／一九八八年
(18) 同書、八六頁
(19) 庄野潤三『前途』小学館P+D BOOKS、一二五―一二六頁、一九六八／二〇一七年
(20) 庄野潤三『孫の結婚式』講談社、二三二頁、二〇〇二年
(21) 庄野龍也「父の思い出」『徳島県立文学書道館文学特別展　庄野潤三の世界』徳島県立文学書道館、二一五頁、二〇一三年

(22) 高橋一清「庄野潤三」『作家魂に触れた』青志社、三七—五七頁、二〇一二年
(23) 富岡幸一郎「庄野潤三氏を悼む　その比類なき散文世界」毎日新聞夕刊、二〇〇九年十月一日
(24) 安永浩「「中心気質」という概念について」『安永浩著作集3　方法論と臨床概念』金剛出版、二八五—三二一頁、一九九二年（内海健編『安永浩セレクション』ライフメディコム、二〇一四年に再録）
(25) 安岡章太郎「三番センター庄野潤三君」『良友・悪友』新潮文庫、一一〇—一一七頁、一九七三年（初出は一九六六年）

統合失調症の健康生成を考える

はじめに

私事で恐縮ですが、今年（二〇一七年）の二月、急に異動することになりました。結果、精神科医としての診療継続ができなくなり、それまで外来で診ていた約二百六十人の患者さんと急遽お別れすることになりました。二月三月、お別れのための面接に多くの時間を費やしました。

たくさんのお別れを重ねるにつれ、今まで気づかなかったことに気づかされることも多くありました。

中でも印象に残ったのが、統合失調症患者さんの別れ際の見事さでした。みなさんさわやかで清々しいお別れの挨拶をしてくださいました。

非行を重ねていた青年の挨拶も素晴らしく、胸に沁みるものがありました。今日のテーマは「健康」ですが、彼らのさわやかな別れの挨拶は「健康」そのもののように感じています。

健康生成について

健康生成という言葉が注目されています。ユダヤ系アメリカ人であり、医療社会学・健康社会学者であるアーロン・アントノフスキー（一九二三—一九九四年）が一九七九年に提唱した概念です。[1][2] イスラエルの更年期世代の女性の調査から始まっています。調査によると、ナチスによる強制収容所体験のある女性の健康度は非常に低かった。にもかかわらず三割の女性は健康的であった。それはなぜか。

その理由は、従来のような疾病の発生をいかに予防するかといった疾病生成論では見えてきません。疾病とは別の現象としての健康そのものに注目し、それがどのようにして作られるかという健康生成論をアントノフスキーは提唱しました。つまり、何が疾病を作るのか、ではなく、何が健康を作るのか、という視点の転換です。

アントノフスキーによると、健康生成モデルは「ヘテロスタ—シス（変化性）、無秩序、そしてエントロピー（ある系内の無秩序化の度合い）の増大化圧力、これらが、生命体のその原型的な特性であるとする根本的な仮定」に立つものです。これは「自己調整的でホメオスタティックなプロセスが崩れることがときどきあると考える疾病生成志向の仮定とは明らかに対照的である」。

また、ＳＯＣ（sense of coherence）という概念があります。首尾一貫感覚（コヒアレンス感）と訳されています。

「自分の内的そして外的な環境は予測可能なのであり、しかも物事は無理のないように見込まれるし、うまくいく高い見込みがあるというような自信、とくに、浸透的かつ持続的で、動的でもあるような自信の程度を表現する包括的な方向性」と説明されています。

ＳＯＣには主要な三要素があります。それは、把握可能感、処理可能感、有意味感です。

「首尾一貫感覚（ＳＯＣ）とはその人に浸みわたった、ダイナミックではあるが持続する確信の感覚によって表現される世界（生活世界）規模の志向性のことである。それは、第一に、自分の内外で生じる環境刺激は、秩序づけられた、予測と説明が可能なものであるという確信、第二に、その刺激がもたらす要求に対応するための資源はいつでも得られるという確信、第三に、そうした要求は挑戦であり、心身を投入しかかわるに値するという確信から成る。」

アントノフスキーは健康か病気かという二分法を批判し、「健康―健康破綻の連続体」health ease/dis-ease continuum という概念を使います。「連続体上を健康の極側に移動させる」ことが目指されます。しかし、それではやはり健康か病気かという二分法に縛られてしまうように思われます。またそもそも健康とは何か、という問題には踏み込んでいないように見えます。「生成」という言葉が使われていますが、「成因」と訳す方がふさわしいようにも思えます。

私の健康論

今の職場に異動してからというもの、私は健康とは何かということをよく考えるようになりました。

かつて緩和ケアで出会った患者さんにこんな人がいました。余命一週間で、立つこともままならない状態だったのですが、（何がしたいですか？）と聞いたら、「旅行に行きたいですね」と希望に満ちた表情で言われたのです。どのような状態でも希望を持つことが大切であることを目の当たりにした瞬間でしたし、なんと健康なんだ、とも思いました。心身の一部に重大な不具合があっても、それを含んだ全体のリズムや流れに生気があれば健康といえるのかもしれません。

健康について考えをすすめると、生命論とつながらざるを得ないような気がします。赤ちゃんの健康さは疑いようがないですよね。赤ちゃんには生命現象そのものの健康な発露があふれています。児童期から前思春期にかけての「こども」も基本的には「健康」そのものといってよいでしょう。

使われている漢字に着目すれば健康とは「健やか」で「康らか」であること。「健」は、「人を建てる、人を築く」の意で、そこから「すこやか、じょうぶ」につながります。「康」は「年、つぐなう、みのる、みちる」の意で、そこから「やすらか、たっしゃ、たのしい、やわらぐ」につながる。

しかし考えてみれば「健康」は私たち人間の脳裏に形成される概念であり、各人が独自に意味づけているものなので、一義的に定義できるものではなく、中空構造になっています。それゆえにこそ便利に使い回されています。

十九世紀に衛生と呼ばれていたものが今は健康と呼ばれていることの意味を考えると、現代の健康概念は、社会的に正しい状態、という規範性が強いです。

しかしだからといって健康を社会学に還元してしまうことは危険です。やはり健康は私たちの「生」にかかわる重要な事柄ですから、性急に理論化せずに、一つひとつの健康を丁寧に記述し吟味するという作業をおろそかにはできません。

エルズリッシュ（一九七三年）の調査によると、人々は健康と病気について三つの異なる隠喩を使います。それは、（一）破壊者としての病気、（二）解放者としての病気、（三）取り組みの対象としての病気、です。それぞれ、（一）空虚な健康、（二）蓄えとしての健康、（三）平衡としての健康、として意味づけられます[3]。

ピエレ（一九九三年）の研究では、四つの視点が見いだされています。（一）健康―病気、（二）健康―道具、（三）健康―所産、（四）健康―制度、です。公的部門の賃金労働者は「健康―制度」として話すことが多く、筋肉労働者は「健康―病気」や「健康―道具」として語ることが多く、農夫は「彼らがいくらか支配できる生活の周期に基づく世界観と同種のもの（全体的な自然的世界の一部）」として語ったといいます[3]。

ブラクスターら（一九八二年）の研究では「予想外だったのは、多くの人が、ひどい損傷や深刻な慢性疾患に直面していても、自分の健康をよいと述べる、ということが普通に見られた」と記されています[3]。

語り手の主観としての「健康」という側面だけではなく、〈保健・介護・医療〉という場で、「健康」の出没を私たちは目の当たりにしています。この手に取るようにして感じることのできる自他の「健康」からも目を離さないようにしていたいと思います。

そこには、非常に制度的な場であるがゆえにこそ際立つ野生としての「健康」があるのかもしれません。

暦時間について

アメリカの小児科医ボイスらは「永続感」sense of permanenceに注目しました（一九八三年）[1]。呼吸器疾患の子どもを一年間追跡調査した結果、疾患の重症度が、ストレスフルな生活変化と家族の日常生活習慣の複合的な作用とに強い関連がありました。ストレスフルな生活変化が直接病状を悪化させるのではなく、「安定感と永続感」が脅かされることによって病状が悪化するのではないかと解釈しています。

「人間には周期性のある活動をしようとする本質的な傾向があり、家族の日課は生物学的な発達上の基盤になりうる」とし、「日々の家庭生活において、予測できる規則性があり、二人以上の家族を巻き込んだ観察可能な反復性の行動」が豊富にある家庭で育った子どもはより健康的であったとのことです。

「永続性」にダメージを与える変化のみが有害となるという見解であり、アントノフスキーの「把握可能感」に類似しています。

彼らのいう家庭生活の規則性とは具体的には次のものです[4]。

1　親は一日を始めるにあたり、決まって行うことがあった。
2　家族は平日一緒に、夕食または朝食を食べていた。
3　子どもは家事を手伝っていた。
4　子どもは朝起きると、決まって同じことを行っていた。
5　親は子どもと会話する時間を一日のどこかに設けていた。
6　親と子どもは、一日のどこかで一緒に遊んでいた。
7　子どもは、ほぼ同じ時間に寝ていた。
8　家族の誰かが外出するときや帰宅したとき、お互いに認識し合っていた。
9　仕事をしている親は、ほぼ同じ時間に帰宅していた。
10　親子は一緒に外出していた。
11　家族には、仕事している親を出迎えるとき、決まって行うことがあった。

12 子どもは、定期的な活動に参加していた。
13 親は、子どもに本を読んであげたりお話をしてあげたりしていた。
14 仕事をしている親は帰宅後、子どもと遊ぶ時間を設けていた。
15 子どもには寝るときに決まって行ったり、ねだったりすることがあった。
16 家族はほぼ同じ時間に夕食を食べていた。
17 家族には夜、静かに話したり楽しんだりする、団らんの時間があった。
18 子どもは友達と遊ぶ時間があった。
19 仕事をしている親は、一日のどこかで子どもの世話をしていた。
20 週末（または休みの日）は、家族全員で一緒に夕食を食べていた。
21 週末（または休みの日）は、日中家族で一緒に過ごしていた。
22 家族は定期的に親戚を訪問していた。
23 父親または母親は定期的に自分たちの親と話していた。
24 週末（または休みの日）に、家族の何人かで一緒に定期的に楽しむ趣味やスポーツがあった。
25 親は、子どもが良くないことをしたときに、決まって行うことがあった。

さてここで私たちの生活を支える規則的なものの代表として、暦時間を取り上げましょう。(5)

暦は、国や文化、時代によって異なります。日本では明治五年に旧暦（太陰太陽暦）から新暦（グレゴリオ暦）に改暦されましたが、今でも旧暦は文化として親しまれています。

しかしどの暦にも共通する構造があります。

（一）「日」が基本単位であり、「日」が繰り返されることによって「月」となり、「月」が繰り返されることによって「年」となる。

（二）絶対的な反復であるにもかかわらず、一日として同じ日はない。つまり、反復と更新が連綿と続く。

（三）特別な日付が設定され、「その日」にはなにがしかの非日常（祭り）が持ち込まれる。「その日」は年に一回巡ってくる。何年も昔の出来事が、「祭り」の儀式を伝って「今ここ」に立ち現れる。ここにも反復と更新がある。年中行事や習俗、学校や会社の行事は季節感を鮮明にし、私たちの暮らしに「節目」を作り出す。

このような時間構造は暦という仕組みがあってこそ構築されるものです。暦という仕組み（規則性）によって構造化された時間を暦時間と私は呼んでいます。暦時間はあまりにも当たり前すぎて私たちはその重要性を実感しづらいですが、もし暦時間がなかったらと想像してみると、そこにはカオスが口を開けていることがわかるでしょう。

暦時間はカオスを排除するのではなく、カオスの器として機能し、いわばカオスを飼いならすものです（祭りはカオスの一部を日常に持ち込む仕掛けです）。

このようなダイナミズムは、「健康生成的」と呼びうるでしょう。

星野弘は、統合失調症の閉鎖病棟での入院治療において必要となることを十四項目挙げていますが、その中に時間に関する項目が三つあります。(6)(7)

（一）治療上のタイムテーブルを意識的にゆるやかにする。

（二）治療過程の時間はそのスケールを長めに設定する。

（三）回復（退院）の判断にはタイムラグを置き、退院を早まらない。

他の箇所にも「時間と医者を処方することはどんな治療法にも勝ると思う。支持的に接しながら、ひたすら「待つ」ことも有効な治療法である」、「患者の十年後を頭において治療に従事すべきである」という文があります。

「タイムテーブル」「時間のスケール」「タイムラグ」という言葉に着目しましょう。それらは、ただの「長時間」（時計的時間）ではなく、カイロス性のある時間（暦時間）です。

夜回診の重要性を指摘し、睡眠や体重などの非特異的症状に注目し、「(統合失調症者は)すぐにでも仕事をしたいというが、彼らの希望が実現するには、生活リズム、身体のリズム(睡眠・生理的リズム)が安定することが重要な指標になると思う」と書く星野の治療観は暦時間に深く根ざしています。

統合失調症の健康生成とは

統合失調症的体験の特徴は、超越的であるということでしょう。それはアントノフスキーが想定しているような「健康」概念を大きく超えています。「健康―健康破綻の連続体」という視点から「日常―超越の連続体」という視点へ切り替える必要がありそうです。

暦時間において、「今日」は特権的な時間です。「今日」が「現在」であり、「明日は明日の風が吹く」。明日になるまで明日は来ないのです(「今の瞬間」が「現在」と捉えると「一寸先は闇」であり、時間は瞬間の連続であるというある種の超越にはまりこみます)。

夜が明けて太陽が昇り、覚醒して活動を始め、日が沈んで夕食をとって眠りにつくという自然と文明とのコラボによって私たちの「今日」は生成します。統合失調症においては、その「今日」が崩壊します。「今日」を作るための睡眠が消えます。反復が消え、更新の連続となります（慢性期には逆に更新が消え反復の連続となります）。「一寸先は闇」となり超越的次元に放り出されます。確かに、これは健康の崩壊（あるいは喪失）であるように見えます。しかし「今日」が構築されたものである以上、その構築が解除される可能性が潜在していることは「生命体の原理」であり、まさにこの原理そのものが「健康」を生成させようともしています。つまり統合失調症患者にとって、病前の窮屈な生き方を解消するために生命体のシステムが発動して「発症」に至ったとする考え方からすれば、「発症」そのものが「健康生成」プロセスであったということになります。

しかしそれを言い出すとすべての疾患が「健康生成」の賜物という話になってしまい、「健康生成」という概念自体の意義が薄まってしまいます。

問題は「生成」という概念で何を見るかであるでしょう。先の「生命体の原理」の話も、はじめに「原理」が想定されています。しかし「生成」という言葉をあえて使う以上、「原理」を想定せず「事象」そのものに向かう必要があるでしょう。その代表例が、中井久夫の統合失調症寛解過程論です[8]。中井の緻密な観察眼から描出された寛解過程は、それ自体が臨床実践から「生成」したものであり、患者と中井との共同作業といえるものでありました。患者もまたその作業によって何らかの影響を受け、それは病状の経過を左右していると思われます。そのような相互作用の渦の中からなにごとかが生まれることこそが「生成」であるでしょう（ということは、生成する健康もまた、関係性のなかから浮かび上がるものでしかないでしょうが、だからといって社会構築主義に還元するべきものでもありません）。

象徴的なものとして寛解後期に見られる「季節感の回復」があります。ありふれた現象であるがゆえに見過ごされがちですが言われてみて初めてその事柄に気づかされる発見。「健康生成」とはこのような発見のことを言うのではないでしょうか。

季節感の回復とはまさに暦時間の回復でもあります。中井の寛解過程に向ける眼差しには常に健全な暦時間感覚が装備されています。

樽味伸の「素の時間」もまた暦時間と関連しています(9)。病的な言動を繰り返す患者とのかかわりにおいて、時折、思いがけず、自然な対話がなされることがある。その瞬間、患者はふと、病気から抜け出してきて、普通の人になる。精神科医も、ふとその役割を解かれて、ただの人になる。そんな瞬間、そんな時間を彼は「素の時間」と呼びました。

「慢性統合失調症患者の世界と、共世界のあいだに窓がひらき風が流れるそのときを共に分かち合うときがあります。やわらかに、強制感を伴わずに、ゆったりとした〈とき〉のおとずれを待つ、その雰囲気の醸成が治療全体のなかに流れることが前提となります。」

「それは壊れやすいものであるからこそ、そういう時間にめぐりあうのは幸運なことであり、それでも少しずつそういった時間が積もっていけば、なにか自然な安心感、少しだけの親密さ、揺らぎにくいおもり（＝錘？お守り？）となってひっそりと機能する事になりはしないだろうか、と考えるに留める。」

「暦時間」は「共世界」を形作る時間であり、慢性統合失調症患者の世界においては「暦時間」の構造は脆く変容しています。二つの世界の「あいだ」に「窓」がふいに開く。その「とき」が「素の時間」であるなら、それは「暦時間」を超え出るものでありつつ、「暦時間」に回帰してその鮮度を保つ働きをしているものでもあるはずです（「素の時間」は「暦時間」を風干しする？）。ここにも「健康」の「生成」が見えます。ただし、樽味は次のように書いています。

「仮にその瞬間・時間に「異常体験」がなかったとしても、異常体験がなければ病気ではないのか、あるいは健康と言えるのか、簡単には判定できないと思われる。そういう意味合いから

「素の時間」と対比させる時間を「病的時間」としてしまうと、「素」は「非・病的」となり、場合によっては「健康的」ということになりうるため具合が悪い。一時的であるにせよ彼女らは自然であり滑らかでありピントは合う。しかしそれは「病的」でないかどうかとは別の問題と思われる。したがって「素の時間」以外の時間は「病的時間」とは呼ばずここでは「素」に対する「具」、「具の時間」と仮に呼ぼうと思う。」

「素の時間」を「健康的」と呼ばれることは「具合が悪い」のはなぜでしょうか。おそらく、非・病気＝健康という図式に回収されることを避けたかったのでしょう。しかし本発表がとっている生成論の視点から「素の時間」を健康生成の場と理解することは樽味の見解に反するものではないでしょう。

「素」の英訳は、いろいろありますが、elementという訳もあります。古代ギリシアの四元素説では、火、空気（風）、水、土という四つのエレメント（元素）によって万物が構成されていると考えられました。この考え方は非科学・非合理的な思考方法の一つとして現代でも地下水脈のように受け継がれています（メルロ＝ポンティ、バシュラール、レヴィナス、ドゥルーズ）。レヴィナスの文章を見ましょう。(10)

「環境とは所有不能で本質的に「誰のものでもない」共通の基底ないし領域である。たとえば大地、海、光、都市といったものがこの基底である。どんな関係や所有も所有不能なものの只中に位置づけられている。この所有不能なものを内包し包摂することはできない。この所有不能なものは一方的に内包し所有するのだ。われわれはこの所有不能なものを元基態（エレメント）と呼称する。」
「元基（エレメント）はただ一つの側面しか有さない。海や畑の表面、風の前線といったものがこの側面である。ただし、こうした面（おもて）の背景となる環境は諸事物によって組み立てられるものではない。環境はそれ固有の次元、つまり深さにおいて展開されるものであり、この深さを元基（エレメント）の面（おもて）の拡がりに、その幅や長さに変換することはできない。たしかに、事物もまたただ一つの面（おもて）しか差し出さない。けれども、われわれは事物の裏側に回ることができるし、そのときには裏が事物の表と化す。」

エレメントという用語には、自然と人間とを区別する科学的合理主義から離れて、自然界全体を巨大な生命体と捉え、人間の精神も身体も、すべてがこの自然生命体によって作り上げられているという発想が込められていることがわかります。

健康とは、素であること（エレメントに日干しされること）、なのではないでしょうか。統合失調症患者と非行青年との別れの挨拶が凛とした気品にあふれていたのは、彼らが大きな苦難を経る中で生命の「素」に深く触れていたからだと思います。

おわりに　健康と他者

最近元大学教授（六十九歳）と結婚した阿川佐和子（六十三歳）さんは次のように語っています。(11)

「今後はできることなら、互いの健康を気遣いつつ、足腰が丈夫なうちにできるだけたくさん好きなゴルフをし、おいしいものを『おいしいね』と言い合い、くだらないことに笑い合って、ときどき言い争いつつ、穏やかに老後を過ごしていければ幸いかと存じます」

統合失調症臨床という視点から健康とは何かと考えを巡らせてきましたが、そのプロセスではたと気づいたのは、健康とはどう考えても自分のものではなく他者のものであるということです。日常生活の中でも、自分の健康は二の次にして、家族や友人の健康の方を気遣う人は多いし、その方が人間的には自然なことであると思われます。他者よりも自分の健康ばかり気にしている人は、かえって不健康な印象を与えます。
統合失調症患者が示す、他者の健康への気遣いにはわざとらしさや社交辞令っぽさのない、「素」の心情が感じられる、しみじみとよいものであり、このような他者への配慮にこそ「健康」が生成するといえるでしょう。

本稿は第二十一回統合失調症臨床研究会（二〇一七年五月二十七日、沖縄大学）にて発表した内容をまとめたものである。

（1）アーロン・アントノフスキー（山崎喜比古、吉井清子監訳）『健康の謎を解く　ストレス対処と健康保持のメカニズム』有信堂、二〇〇一年（原著は一九八七年）
（2）斉藤環『人間にとって健康とは何か』ＰＨＰ新書、二〇一六年
（3）Blaxter, M.（渡辺義嗣監訳）『健康とは何か　新しい健康観を求めて』共立出版、二〇一一年

（4）佐藤みほ、戸ヶ里泰典他「日本語版Family Routines Inventory開発の試み」保健医療社会学論集、二五（一）：四一―五一頁、二〇一四年
（5）杉林稔「アプド・フェストゥムとしての暦時間」臨床精神病理、三八（三）：三二七―三三八頁、二〇一七年（本書所収）
（6）星野弘『分裂病を耕す』星和書店、一九九六年
（7）星野弘『精神病を耕す―心病む人への治療の歩み』星和書店、二〇〇二年
（8）中井久夫『統合失調症1・2』みすず書房、二〇一〇年
（9）樽味伸『臨床の記述と「義」―樽味伸論文集―』星和書店、二〇〇六年
（10）エマニュエル・レヴィナス（合田正人訳）『全体性と無限―外部性についての試論―』国文社、一九八九年
（11）朝日新聞、二〇一七年五月十七日記事

第Ⅳ部

エッセイ

愛好する精神

病跡学の際立った特徴は、対象となる人物がなければ成立しないという点である。作品論もありうるが、その作品を生み出した人物へと関心が向かうことがなければ病跡学とは呼べないだろう。対象となる人物は一般人ではなく、何らかの形で社会的に認知された人物であることも重要な条件である。

つまるところ病跡学は人間学であり、ある種の才分とともにどこかしら〈病い〉の性向を宿す人物についてのケーススタディをその本分とする。したがって対象となる個々の人物についての伝記的資料は欠かせない。

医療や心理、教育、その他あらゆる臨床の場において、個人情報の管理・規制が近年過度に厳格化してきており、個別の症例に関するケーススタディを一定のプライバシーに配慮しつつ伸びやかに行いその結果を不自然に歪曲・秘匿することなく公表することは事実上不可能となってしまっている。このような嘆かわしい状況において、公開可能な形で闊達にケーススタディを遂行できる領域は今や、犯罪（司法）精神医学と病跡学しか残されていないのかもしれない。両者に共通することは、対象となる人物の伝記的資料の一部が社会に公開されている場合が少なくないという点である。前者のそれは訴訟記録や精神鑑定書（これらは事件終結後であれば原則的には公開可能である）にあたり、後者のそれは評伝や自伝・日記などの出版物にあたる。これらを活用することによって、誰もが共通の資料を土台にしてケーススタディに参加できるということには大きな価値があるだろう。

一般事例のケーススタディの場合、そのケースを主に担当し一定の期間直接関与した人（ここでは関与者と呼ぶ）は特権的な立場にある。関与者は対象者への直接的なコンタクトを重ねているため、それらの体験を存分に研究に投入することができる。またそれらの体験から何を取捨選択して抽出するかも関与者の判断に委ねられている。関与者によって発表された情報のみに頼らざるをえない非関与者たちは関与者と比べて圧倒的に不利な立場に置かれる。

その点病跡学は、研究者がその対象者と直接の面識を持っている必要は全くない。古今東西の著名人の病跡について、誰もが入手できる共通の資料に依拠しつつ公平な立場でその人物の病跡について大胆かつ精密な考察を展開できることが病跡学の醍醐味だとも言えるだろう。

加えてもうひとつ重要な要因がある。それは「愛好する精神」とでも言うべきものである。病跡学の対象となる人物は、多くの魅力を備えている。病跡学の実践にあたってはまずはその対象者の魅力に惚れ込み、敬意を持つことがことのほか重要である。嫌悪が愛好の裏返しである場合も含めて、そもそも対象者への強い関心がなければ病跡学というような労多くして見返りの少ない仕事に取り組む動機が生まれないだろう。

もとより愛好することと嗜好することとは違う。愛好することは、対象をこよなく愛しつつも一定の距離を保ち、対象にさまざまな角度から分析を加えることで新たな側面を発見したり知られざる真実に光を当てたりすることも含まれる。それは嗜好にはない愛好の創造性である。

多くの研究者にとって、病跡学の実践そのものが対象者への愛好の精神の発露となっているはずである。対象者の精神病理やネガティヴな側面を暴きたてることも少なからずあるが、それらもまた愛好の精神に支えられていることが前提である。間違っても対象者をこきおろすためだけに病跡学が用いられてはならない。

先に触れたような一般事例のケーススタディの場合、研究の実践者は対象者を言わば「肌で知っている」。直接の身体接触はなくとも、臨床家として直接関与することは見えない身体によって対象者とつながっていることに等しい。病跡学ではこのような直接の関与はほとんどの場合不可能であるが、その欠損を補うものが愛好の精神に他ならない。愛好するがゆえに関連資料をくまなく収集し、それらを肌身離さず持ち歩き、飽くことなく読み、眺め、鑑賞を尽くす。対象者の生をわがことのように受容し、対象者の才覚と〈病い〉との関連に想いを馳せることによって、おのずと創造的な仮説が構築される。そのようにして生まれた論考は、対象者の愛されるべき側面を新たに照らし出す。ただ嗜好するのではなく愛好的想像力（構想力）が強く作動するこのような関与は直接のコンタクトによる関与に比して劣るものでは必ずしもないだろう。病跡学は好事家のすること、と軽い揶揄をこめて言われることがあるが、好事家のどこが悪い、と胸を張ってもよい。

病跡学の領域が拡張され、さまざまな新たな試みがなされることは大変喜ばしいが、対象者を哲学理論や分析理論に無理やり押し込めて何事かを主張して事足れりとする研究はつまらない。愛好の精神あふれる好事家スタイルも忘れないでいたいものだ。

少し異なる色あいの糸

病跡学というものはどういうものなのだろうか。考え始めると、いつも空をつかむような心持ちになって、投げ出してしまっていた。

堅苦しい定義を与えることはできるだろうがそれではつまらない。そもそも学問の領域としては細い道である。細い道を黙々と行くだけならば定義も必要だろう。オーソドックスな病跡学のやり方というものは確実にあるのでそれを範例としていけばよい。

しかし、少なくとも私たちの病跡学には多くの新しい方向性が見えている。ここ数年の本誌（『日本病跡学雑誌』）掲載論文や学会発表にもそれは示されている。治療論や健康論と直結させる新しい論考が目を引くし、シャーロック・ホームズという創作上の人物の病跡（作者の病跡ではなく）について大真面目に論じる研究も出てきている。

扱うテーマが新しいだけではなく、論理の立て方、論考のスタイルも論文毎に異なっていて多様多彩である。医療の世界で口やかましく言われる「標準化」という掟とは対極にある、マージナルでローカルな知の形がここに華やいでいる。

細い道は太い道の縮小版ではない。太い道ではできない、細い道だからこそできるような、大胆な自己変容をトライできる場所である。もちろんすぐに渋滞し、梗塞するかもしれないが、さっさと新しい小道を開拓してしまえる、思わぬ副側路を通ってしまえる、時にはミニマムな時空の歪みに便乗して異世界にワープしてしまえたりもする、不思議な魅力が詰まった細い道なのである。

ここまで書いたところで、興味深い書物に出会った。ティム・インゴルドの『ラインズ線の文化史』(左右社、二〇〇七/二〇一四年)である。

歩くこと、織ること、観察すること、歌うこと、物語ること、描くこと、書くこと。これらに共通しているのは何か? それは、こうしたすべてが何らかのラインに沿って進行するということである。私は本書において、線lineについての比較人類学とでも呼べそうなものの土台をつくろうと思う。

このような書き出しで始まる本書は、私たちの日常を作り上げているさまざまな「線 line」を発見し、その働きを捉え、その軌跡、結び、織り、横断、筋書き、描き、書き、等へと話を広げる。アンリ・ルフェーブルの「網細工（メッシュワーク）」という用語が紹介されているが、本書そのものが現代の私たちの文化生活を支えている素材の数々を、まるでクモが糸を吐いて張り巡らせる巣のような網細工（メッシュワーク）として生き生きと記述してゆくのである。

読んでいて大変愉快な気持ちになった。

文中、繰り返し強調されていることがあった。それは「点線 dotted line」との違いである。「点線」は運動と生長の「線 line」とは正反対の「線ならぬ線」であり、「何も動かず、何も生長しない瞬間の連続体である」という。全体を俯瞰して出発点と目的地点とを結ぶ輸送の直線も実はこの「点線」である。ダーウィンの進化の系図も、親族や家系の系譜図に示されるラインも、生をつなぐ「線」でも物語の「線」でもなく、ただ「点」と「点」の間に持ち込まれた近代概念としての「点線」（という「線ならぬ線」）だったのである。

病跡学の話に戻ろう。

「病跡学」の中央に陣取っている「跡」という字が私は好きだ。「これがあるから病跡学をやっていますと言ってもいいほどである。「歴」でもなく「史」でもないのがいい。pathography の -graphy は、

（一）画法・書法・記録法。

（二）記述したもの、…誌、…記。

という意味である（『新英和中辞典』研究社）。つまり、病跡学（pathography）は、「病」（やまい）が残した軌「跡」、すなわち「病」（やまい）が生みだす「線」をたどる営みであると捉えてもよいだろう。

「線」は生きている。「病」（やまい）の「線」はそれを内蔵する人間を巻き込みながら（簀巻きにしながら?）いずこかへ向けて伸びはじめる。それは破滅へとつながる糸であるかもしれないし、美しい世界へとつながる糸であるかもしれない。「病」（やまい）が通り過ぎた跡に、輝かしい作品が残されるかもしれないし、多くの人の不幸が待っているかもしれない。それにひきかえて言ってしまえば、医学的な疾患は「点」でしかない。近代医学の疾病観は、「病因」、「病歴」、「症状」、「発症」、「治療」、「経過」、「転帰」、という「点」を幾何

学的直線で俯瞰的に結びつけているにすぎない。もちろんこの「線なき線」がなければ私たちは一挙にシャーマニズム一辺倒の世界に舞い戻ることになるだろうし、さすがにそんな世界を望んでいるわけではないが、「病」（やまい）が描く、生きていて、温度があり、ふくらみがあり、ゆらぎがあり、ふるえがある「線」に思いを馳せることは私たちの生活に生命感を取りもどすことに寄与するはずである。

はるか遠く、はるか昔に生きた天才や傑出人が残した仕事が、海をわたり大陸を歩き、長い年月をへて私たちの生活を織りなす無数の糸の一本として、今なお私たちの生活の中で生きている。ここには彼らの「病」（やまい）もまた、少し異なる色合いの糸として撚りあわされている。もちろん天才や傑出人に限ることではない。無名の人々が紡ぐ無数の糸が織り上げるタペストリーの中に「病」（やまい）の紋様が誘惑的な影のように広がっている。病跡学はこれらの影を追ってさまざまな「病」（やまい）の糸、「線」をなぞり、たどり、掘りだし、結びつけ、引き伸ばしてそこから論述という「線」を作り出し、人々の「線」の中に紛れこみ、架橋し、混線させ、新しい網目を編み上げ、世界を豊穣化させていく営みであるのかもしれない。そう願いたい。

見学者の作法と「書く」作法

私は学生時代に中井久夫先生の著作を読んで感動し、当時先生が主宰していた神戸大学精神科医局の門を叩いて入門を許可された者です。入門して半年が経った頃から、先生の週二回の外来診療の見学を始め三年ほど続けました。もう二十数年前の話ですが、この体験は私の宝物となっています。日々さまざまなことを教えてもらいましたが、今となっては言葉にして取り出せることは少なく、多くは体で覚えているというのが正直なところです。このような身体的記憶こそが臨床作法と呼ぶにふさわしいものなのでしょうが、それでは話が終わってしまいますので、私の記憶に残っている断片的なもののいくつかをここにご紹介しましょう。

まず思い浮かぶのは見学者として求められた二つの作法です。

腕組みしない

腕組みは少なくとも診察場面を見学させてもらっている人間がとるべき態度ではありません。腕組みをして人の診察を見るのは、「お手並み拝見」という態度であり、非常に失礼な態度だ、と先生はよく言ってました。私のように先生を尊敬し畏怖すら感じている人間はさすがにそういうことは無意識にもしません（できません）でしたが、外部から一回だけという感じで来られた見学者に、時にそういう態度があったようです。そのような見学者には先生はきっぱりと注意を与えていました。患者さんは見学者がいるというだけで、余計に緊張しています。見学者は当然そのような患者さんの気持ちを汲んで、診療の邪魔にならないように自身の振る舞いについて細心の注意を払わなければなりません。そのような機微がわからない人がつい腕組みをしてしまうのでしょうし、それはまた状況を読み取る能力の乏しさの反映でもあるでしょう。しかしこれは他人事ではありません。腕組みはしないとしても、私たちが無意識に行っているささいなしぐさが、相手に思わぬ不快感を与えていることは十分ありうることです。

壁になりなさい

これもよく言われた言葉です。短い言葉ですが、先生が求めていることが大変わかりやすく、イメージ化されています。これはつまり、気配を消しなさい、ということです。患者さんにとっては、そしてもちろん先生にとっても見学者は基本的には目障りな存在です。とりわけ診察内容に強い関心を持ってじっと見入り、聞き耳を立てる見学者はその熱心な姿勢そのものが強い気配となって患者さんと先生を圧倒してきます（気を抜いてぼんやりと座っている見学者もまた別の意味で目障りです）。第三者から「見られている」「聞かれている」という意識は、患者さんの発言を不自然にしてしまいますし、先生の振る舞いにも影響を与えます。しかしだからといって見ない、聞かないというわけにはいきません。結局見つつ見ない、聞きつつ聞かないという方法をさぐるしかありません。見ること、聞くことが生み出す相手への圧迫感をできるかぎり減らして、壁の一部になったようなつもりで見学することが見学者に求められる作法なのです。

平素からこのような姿勢ができている人も少なくありません。そういう人は見学の場面でも自然に「壁になる」ことができます。しかしもちろんそうでない人もたくさんいます。本人はそのつもりでも、つい不自然な動きをしてしまってその場の雰囲気を壊してしまいます。

この作法を練習するのは外来見学のためだけではありません。平素の診療のときにも、自身の気配を落として相手に与える圧迫感を減らし、相手の持つ雰囲気を壊さないようにしながら診療をすすめるのに、「壁になる」技法はよいトレーニングになるでしょう。

カルテを書く時間

曖昧模糊とした記憶の中で、何の苦労もなく鮮やかに浮かんでくる光景があります。それは先生がカルテを書いている姿です。当時は電子カルテではなく、手書きでした。見学者が代筆していた時期もあったようですが、私が見学していた頃は先生が直接カルテに書いていました。その姿が私の脳裏に焼きついているのです。

ちなみに先生が書く文字は、慣れた人間でないとなかなか判読することが難しいものでした。けれど悪筆というわけではなく、書字全体に独特の美しさがありました。私は何度か直筆の手紙をもらったことがありますが、先生の美しい書字を味わいながらゆっくり一字一字判読していく作業はわくわくとする楽しい時間でした。文字を読むという作業だけでもずいぶん癒されることがあるんですね。先生は絵心もあり、ちょっとしたスケッチも大変味わいがあります。眺めていて飽きることがありません。

話がそれてしまいました。診察中に医師がカルテに書くことの意味に注目しましょう。患者さんの診察をしながらカルテを書くことは精神科の診療では一般的なことです。多くの場合、患者さんがある程度しゃべると医師はそのことを要約してカルテに書き、その間患者さんは黙って医師が書き終わるのを待ちます。医師が書き終わればまた話し出す。このパターンが繰り返されます。中には患者さんが一方的にしゃべり続けてそれを医師が黙々と書き続けるというパターンもありますし、医師が手を止めて対話に集中するという場合もあるでしょう。それでも多くの場合、患者さんには医師がカルテに記入しているその姿をじっと眺めている時間が与えられます。この時間は一見無駄な時間のように見えるかもしれません。しかし実際は、診療の質を高めるための重要な〈間合い〉を作っていると思われます。

中井先生はそのような間合いの取り方がとても上手でした。先生がさらさらと流れるようにカルテに文字を連ねておられる姿は大変美しく、それを眺めているだけでほんのりと幸せな気分に包まれます。とりわけ患者さんに描画を促した時にはそれが際立ちます。患者さんが描きつつある絵を先生がゆっくり追いかけるようにしてカルテに模写されるのですが、患者さんは先生に模写されていることはあまり気にならない様子で描画に集中されていますし、先生はときおり小さい声で「ほお」とか「ほほう」とつぶやきながら、患者さんの絵を楽しげに描き写しています。この時間は私たち見学者にとっても至福の時間でした。会話はほとんどありません。シーンと静まった時間の中で患者さんも先生も黙々と描画しています。どちらも自己の作業に集中しているにすぎないのですが、そこに二人の世界が生まれます。壁になる努力をしながら見学している私たちには、患者さんと先生によって生み出される穏やかで慎ましやかな時空間を肌身で感じとることができたのでした。

書く作法

中井先生には「精神科医がものを書くとき」というエッセイがあります。もし先生が執筆活動をしなかったら、きっと憂鬱になっていたに違いないと書いています。「書くことは明確化であり、単純化であり、表現衝動の『減圧』である。何よりもまず、書くことに耐えない多くの観念が消え去る」とも。先生にとって書くことはさまざまな想念を交通整理しつつ表現衝動を満たすためのなくてはならない営みだったようです。

「こころ踊りする文章を書くようにしなさい」と先生はよく言いました。「文献調べるのは後でいいから。とにかくまずは思っていることを書いてみなさい」。他人がどのように書いているかではなく自分自身がどのように書きたいのかを中心に据えながら、書く以上はそれによってこころが踊るほどの根源的な喜びにつながるように書きなさい、という教えだと私は受け取り、座右の銘としています。これは実は大変難しく、孤独のうちで暗中模索する大変苦しい作業です。しかしだからこそ自分なりの表現が生まれたときの喜びもひとしおで、まさにこころ踊りする瞬間が訪れます。

もちろん大多数の精神科医はカルテは書いても文筆活動はしません。だからこのような書く作法など必要ないと思われるかもしれません。確かにそのとおりなのですが、カルテに書く時にもどのような言葉使いがよいのか考えてみることは大切なことです。病状説明の際に患者さんに説明し、医療チームのメンバーたちに患者さんのことを語る際にも、どのような言葉を選ぶのかという書く作法（言葉の作法）が求められます。患者さんの病態の理解の仕方についても、世間に流通しているマニュアル的な言葉（借りものの言葉）をあてはめてそれで事が足りるというものではありません。他人の言葉の寄せ集めでは患者さんのことを本当の意味で語ることはできません。ごく一部しか紹介できないのが残念ですが、中井先生の「書く作法」はまさに臨床の作法として多くのことを私たちに投げかけていると私は思います。

白い空と白い紙　松本雅彦先生をしのんで

松本雅彦先生は私にとってどのような存在であったのだろうか。そのことをめぐって、文章を連ねてみたい。

遠くから

私は一九八八年に京都府立医科大学を卒業し、神戸大学精神科に入局した（当時は出身大学以外の医局に入る人はごく少数に過ぎなかった）。神戸大学を選んだのは中井久夫先生がいたからである。私は学生時代に中井先生の著作に触れて、心酔していた。当時の神戸大学精神科には全国から多くの入局希望者が殺到していた。そのため入局者は選別された。私は幸いにして選別に残ることができたが、残れなかった場合の身の振り方も考えていた。具体的には京都大学精神科（評議会）か名古屋市立大学精神科かであった。もし私がどちらかに行っていたらどうなっていただろうと、時折想像してみたりする。

神戸大学精神科に入局して諸先輩にいろいろと教えてもらいながら精神科医としての修練を積み始めてすぐに気がついたことは、多くの先輩たちが京都大学精神科（評議会）の医師たちと親しく交流されているということであった。私も先輩に誘われるままにいくつかの会合に顔を出し、「改革派」と呼ばれる医師たちを遠目に眺める機会があった。ケースカンファレンスのゲストとして、小沢勲先生や松本雅彦先生が来られていたことも記憶に残っている。こういうふうにして私は精神科医になっておそらく一、二年の内に松本先生との対面を果たしている。しかしまだまだ駆け出しだった私はただご挨拶し遠くからお姿をうかがい見るにとどまっていた。

出立の本

私が松本先生と本当の意味で出会ったのは読書を通してであった。『精神病理学とは何だろうか』が悠久書房から出たのが一九八七年。私はその翌年に医師になったのだが、おそらくその年にこの本を読んでいる。精神病理学の入門書として、これほどわかりやすくかつ深い認識を示した書物は二十八年を経た今でも他に見当たらない。何度読み返したことだろう。

まぎれもない名著だと私は思う。

精神科医としての出立の時にこの本に出会えたことは本当に幸せなことだった。この本が出た年に精神保健法が施行されている。日本の精神医療改革運動が一定の成果をあげ、収容中心主義から地域で支えるという方向がはっきりと見えてきていた時期である。今こそ治療について大いに語り、また臨床に軸足を置いた精神病理学をあちらこちらで芽生えさせようという機運もあった。大きな改革がなされた後を生きることになった私たちのような世代にとって、さて次はどの方向を向けばよいのかという選択は意外に厄介である。先輩世代の熱気はまだ残っていたし、精神医療の暗い側面も消えたとは言い難い。それでも精神医療の世界はずいぶんと見通しがよくなっていたこともあり今更改革運動に身を投じるという覚悟も持てないでいた。神戸大学精神科医局はほどほどに改革的ではあったが決して先鋭化することなくまたアカデミズムをむやみに信奉するわけでもなかった。よく言えばバランス感覚がよい、悪く言えば優柔不断と周囲からは見られていたであろう。私にとっては居心地の良い場所であった。

エッフェル塔と京都会館

一九九二年の日本精神病理学会は岐阜市で開催された。ここで私は「精神発達遅滞者のいる風景」という発表をした。初めての学会発表だったので無我夢中のうちに発表が終わった。虚脱状態のままにシンポジウムを聞いていると松本先生の発表に出会った。「精神病理学の『遊び』」という発表で、美しいエッフェル塔の写真が何枚か出てきて、精神病理学はエッフェル塔のように空虚であり、そうであるがゆえにいろいろな言説が飛びかう遊び、戯れ、ゆとりの場であるべきだと松本先生は語っていた。この発表は学会誌に論文化されており、また『言葉と沈黙』（日本評論社）にも収録されている。今あらためて読み返しても大変よい論文である。

一九九三年、日本精神病理学会が松本先生を会長として京都で開催された。私はここで「精神分裂病における途絶と沈黙についての一考察」という発表をした。座長であった松尾正先生と意気投合、以来交流させていただくきっかけとなった。同じセッションに岡崎伸郎先生も発表した。岡崎先生にとってもこの時の発表の体験が大きな転機になったと聞いた。私はこの時の発表をまとめたものが博士論文になった。その際、松本先生の「精神分裂病と強迫」（『言葉と沈黙』所収。初出は『分裂病の精神病理15』。松本先生がこのワークショップに参加することになった経緯は『日本の精神医学　この五〇年』に詳しい。そのような経緯のせいか、この論文にはただならぬ緊張感がみなぎっている）という論考から大いに示唆をいただいた。私にとっては記念すべき学会である。京都会館の庭園が非常に美しかったこと、どういう経緯だったかは忘れたが大勢で松本先生に連れられて京料理の店で食べた昼食がやけに美味しかったことも記憶に残っている。

嵯峨野

分裂病の精神病理ワークショップは、東京大学出版会から星和書店へと引き継がれてきたが、星和書店の『分裂病の精神病理と治療』シリーズも八年で終わりを告げた。次いで人文書院が担当したが、そのことに尽力されたのが松本先生である。初回のワークショップは一九九六年六月、京都・嵯峨野の研修施設にて二泊三日で行われた。どういう経緯かはわからないが、私にも参加する機会が与えられた。憧れのワークショップに参加できるのであるから、私は大いに舞い上がった心持ちで参加し、「急性期分裂病患者の顔と倫理」という発表をした。様々なご意見をいただいたが松本先生からもらったコメントが今でも心に残っている。曰く、「先生の発表はすべて書き言葉ですね。話し言葉にするとどうなりますか」。返す言葉がみつからなかった。まず言われていることの意味がよくわからなかった。研究会での発表が書き言葉で埋め尽くされていることになんの問題があるのだろうか。他の発表もみんな書き言葉である。どうして私の発表に限ってそのようなことを言うのだろう。と思ったとたん腑に落ちるものがあった。

私の発表は言葉を凝らしていた。言語化しにくい現象をなんとか言語化するために、言葉を選びに選び研ぎに研いで、一行書くのに何時間もかかっていた。自身の言語能力の限界を超える事態に何度もおちいりながら、苦闘の連続の中から言葉を紡ぎ出していた。そのようにして生み出された論考なので、論考内容は一言一句変更できないものになっていた。そのような思考のあり方に不自然さを感じられてのコメントであったのであろう。言われてみてはじめて気づいたことであり、また気づいてもすぐには修正することができないことであった。それは大きな宿題になった。その後の私の活動は、少しずつでもこの宿題に取り組むことになった。松本先生のコメントの鋭さには定評があり、何人かからその体験談を聞いたことがある。私がコメントをいただいたのはこの時が最初で最後だが、たった一回のコメントがこれほどまでに相手の活動の奥深くにまで届くのである。松本先生の眼力の鋭さに驚くと同時にすばらしい宿題を出していただいたことを大変ありがたく感じている。

このワークショップの帰り道、何人かの仲間と京都駅近くの居酒屋で酒を酌み交わした。もっと分裂病の臨床を徹底的に語り合える場を求めて新たな研究会を立ち上げることとなり、翌年神戸で開催したのが分裂病臨床研究会である（のちに名称を統合失調症臨床研究会と変更）。その年以来、年に一回の開催を今でも継続している。松本先生の肝入りで引き継がれたワークショップの方は残念ながら四年で終了してしまったが私はそのすべてに参加し、初年から連続三回発表した。松本先生が作ってくれた土俵に立って精神病理学の強者たちの胸を借りることができたことは今も私の貴重な財産である。

情念の声

『治療の聲』という雑誌があった。中井先生の呼びかけにより、星野弘先生たちが編集人となって星和書店から一九九八年に創刊された。編集メンバーはそのまま分裂病臨床研究会のメンバーでもあった。しかし諸般の事情で東京での編集作業が難しくなり、編集作業の主体を神戸に移管するという話になった。神戸大学精神科医局の数名の先生方とともにお引き受けし、私が事実上の編集責任者となったのが二〇〇二年の号からである。十年は続けようと心に決めた。その目標は果たせたが残念ながら二〇一三年の発刊をもって休刊となった。

この十年間は私にとっては苦労の多いものだった。雑誌編集という作業の難しさを身に沁みて感じた。と同時に大きな喜びを何度も感じることができた。それは自分が書く喜びではなく、誰かに書いてもらう喜びである。これは、と思う人に、こんなテーマで書いて欲しい、と頼み込む。原稿料はない。それでもたくさんの人が快諾してくれて、いい原稿を寄せてくれる。引き受けてもらった喜びもさることながら、できたての原稿を読む瞬間の喜びは格別のものだった。原稿を頼む相手は面識のない人も多い。原稿依頼がきっかけとなって面識が得られ、その後の交流につながる場合も少なくなかった。これもまた財産である。苦労は多いけれどまた機会があればやってみたいと今でも思っている。

松本先生にはこの雑誌に二回かかわってもらった。

ひとつは二〇〇九年二月発刊の「安克昌の臨床世界」特集である。多重人格を含めた解離性障害の治療に心血を注いで早世した安先生の臨床を問い直す特集であり私の意気込みも相当のものがあった。ちょうど松本先生が神戸で解離についての講演会をされると聞いて、その内容を雑誌に掲載させてもらうことになった（「解離のルーツをたずねて～ジャネを中心に～」）。講演内容のテープ起こしは私がした（この雑誌にかかわる講演や座談会の多くは私がテープ起こししていた）。これは結構な作業量になるが、松本先生の語りを繰り返し聴きながら文字化してゆく作業は知的刺激とともに松本先生の語り口調の魅力をたっぷり味わうことができる心地よい作業であった。図版の処理に少し苦労したが、そのためにいろいろと文献にあたることにもなり大いに勉強させていただいた。私なりに文章を整えて松本先生に確認してもらったら、わずかな語句の修正のみでオーケーしてもらえた。文筆家である松本先生の文章を私が勝手に作るという畏れ多いことをしているという意識があったのでほっとしたが、わずかな語句の修正にも非凡なものがあり、自身の不勉強を恥じる思いもした。

もうひとつは二〇一一年発刊のもので「精神疾患の長期経過」という表題の座談会である。松本先生の他には村上靖彦先生、広沢正孝先生、村上伸治先生に神戸に来てもらった。神戸からは若手三名が参加した。座談会では興味深い話題がいくつか出て議論は盛り上がったが、松本先生はいつものように控え目な態度を崩さなかった。しかしそろそろ座談会を閉めようかと思った矢先に、「ちょっと発言させてもらっていいですか」と言い、積極的に発言された（雑誌では一八―一九頁）。おそらくこれだけは言おうと考えておられたのだと思う。「（若い頃の精神病院勤務時代に）やはり何とか患者を理解したい。患者がなぜこんな妄想を持つのか、なぜこんな幻聴を聞くのかということを素朴に知りたかった、わかりたかった」と言った。この、「知りたかった、わかりたかった」は本当に感情のこもった声だった。切なる願いとそれがかなわぬ哀しみとがないまぜになった情念の声だった。松本先生の意外な一面を見た気がした。

ワイン

私が松本先生と一緒にできた仕事として最大のものは、二〇〇九年神戸で開催された第一〇五回日本精神神経学会学術総会での「先達に訊く」である。松本先生が先達として語り、私が聞き手となった。新型インフルエンザ騒動の影響で、通常の時期の開催ができず、八月という酷暑の時期での開催であった。事前にお手紙やメールで打ち合わせをし、京都でフランス料理をご馳走になった。松本先生と一対一で食事をするなんてこんなに光栄なことはないが、やはり緊張していたのであろう、どのようなことを話したかほとんど覚えていない。料理とワインが美味しくて、その店の場所だけはしっかり覚えた。

二〇一一年の座談会でお会いして以降は、日本精神病理学会のフロアーにいらっしゃるところを見かけては、ご挨拶させていただく程度のこととなった。

健在なり

私にとって松本先生の最後の姿は二〇一四年に京都で開催された第九回日本統合失調症学会での姿である。「ケースカンファレンス２・精神病理」と題されたセッションで、京都大学精神科の若手医師が症例を提示し、松本先生がコメンテーターとして招かれていた。「難治性の統合失調症症例の長期にわたる経過を精神病理学的な観点から検討します」とＨＰにも謳われていた。私は期待して参加したが、期待は失望に変化した。発表者は精神病理学に関心があるとは思えない症例の提示の仕方をしていたし、カンファレンスへの参加者の大多数も精神病理学には興味を示さず、もっぱら電気ショック療法の時期と回数、そしてクロザピンの使用用量についての微細で強迫的な議論に終始した。私を含めた何人かの精神病理学志向のある人もコメントしたが軽くいなされるにとどまった。松本先生はじっと黙っていた。最後に発言を求められて次のように語った。「不思議ですねえ。なぜこの患者さんはこんなに妄想を持つのか。幻聴が聞こえるのか。私には不思議でなりません。精神病理学はいろいろ研究したけれど結局これという答えは出ていません。今では生物学的精神医学が盛んですけどそちらのほうからもまだはっきりとした答えは出ていません。私が精神科医として臨床を始めたときから今に至るまで、いまだに、何にもわかっていないんです。本当に、不思議ですよねえ」としみじみと語られたのであった。
言葉の内容は私の記憶をもとにしているのでかなりいい加減であるが、話の主旨には間違いはないと思う。私はこの言葉を聞いて、ああ今日は来て良かったと思えたし、松本先生は健在だ、とも思えた。

切々と

この「精神病がわからない、精神病をわかりたい」という執念にも似た強い思いは、松本先生の終生一貫したテーマであり続けた。先生は臆面もなくそのことを言いつづけた。『精神病理学とは何だろうか』に始まり、『治療の聲』の座談会でも「先達に訊く」での対談でも繰り返し語った。遺作となった『日本の精神医学　この五〇年』(みすず書房)でも事情は全く変わらない。この本は『精神病理学とは何だろうか』の完結編であると私は思った。あとがきの日付が平成二十六年十二月。お亡くなりになったのが平成二十七年六月。松本先生にはこれが最後の仕事、という意識は十分にあっただろう。私は背筋を伸ばして読んだ。誰を責めるのでもない物静かな語り口の中に厳しい批評が込められていた。さりげなく業界の恥部を暴露している部分も少なくなかった。激動の時代を真摯に生きたひとりの精神科医の誠実な証言として読みつがれるべきであろう。

松本先生は『精神病理学とは何だろうか』が問いかけた問題から五十年間にわたって一歩も出ていないことをあらためて知った。五十年もの間、わかりたいと思いつづける感情は愛と呼ぶ以外にない。そこにあるのは切々とした精神病者への愛である。

翻訳

松本先生の仕事の中で翻訳は大きなウエイトを占めている。英語（ガンダーソン、サールズ）、ドイツ語（チオンピ）、フランス語（マノーニ、ジャネ）の翻訳書があり、総計およそ十三冊にのぼる。精神科医の中では屈指の翻訳家であることは間違いない。素晴らしいことだが松本先生はかつて激しくアカデミズムを批判した人である。膨大な翻訳を手がけることは先生が批判したアカデミズムに帰依することにならないのだろうか。そのような疑問を「先達に訊く」の舞台で投げかけてみた。松本先生はこう答えた。「翻訳はそのほとんどが仲間との共同作業です。仲間と外国語に少しずつ取り組みながら、この言葉の意味は何だろう、ここで言っていることは、臨床で出会うこういうことを言っているのかな、などと探り合い、結局は翻訳作業を介して互いの臨床について語り合う、それがしたくて翻訳しているようなものなのです。サリヴァンの関与しながらの観察といった概念がいい例ですが、私たちが思いもしなかった臨床の捉え方を海外の著者を通して学ぶことも翻訳作業の大きな成果です」。確かに松本先生が手がけた本はどれも臨床に直結するものであり、その時代ごとに必然的に日本に紹介されるべき本ばかりであった。内容的にも、反精神医学、精神分析、精神病理学と、理念的には互いに背反しあうような領域も分け隔てなく扱われていた。それは松本先生の思想の根幹にかかわるものであるだろう。あれかこれか、ではなくまた、あれもこれも、でもない。そのどちらでもない臨床の道、いわば白紙の道を松本先生は歩み続けたのだと思う。

雪原のように

松本先生こそ不思議な人だ。精神医療改革の急先鋒としてアカデミズム批判を敢行し、精神病理・精神療法学会（現存する日本精神病理学会とは別組織）を解体に追い込んだ当の本人が、その後の日本の精神病理学を担う学会の中核に立って学会の発展に大きく寄与している。改革に向けて活動する人でありかつ学問の人でもある。その矛盾したあり方に対して批判することはたやすい。そのあたりを松本先生自身はどのように整理されているのかについて私は密かに注目していた。松本先生の言動から何かを読み取ろうとしていた。それは後の世代である私たちの問題でもあったからだ。

私は次のように結論している。松本先生はそもそも整理すらしていなかった。理路整然とした形に論理を組み立てることもしなかった。そこに自己弁護もなければ自己批判もない。それらをしようとすればそのとたん、自己の精神に余計な色が混じる。松本先生にはそれがない。松本先生はただひたすら実直に精神病の不思議に向きあってきた、ただそれだけだったのだ。

松本先生には白がよく似合う。初めてお会いした時から美しい白髪の持ち主であったが、年齢を重ねるにつれて雪原のように清純な白髪が先生の頭部に冠されていた。ちょっとした挨拶の時でも、いつもシャイでかつ人懐こい笑顔で遇してくれた。晩年は、世界中を渡り歩いた旅人のように、小さく、身軽で、愛想のよい老人だった。学会のロビーに座っているところをよく見かけたが、遠くから見ると、人形が座っているように見えた。

学会デビューしたばかりの私の前でエッフェル塔の空白について語った松本先生。空白の白こそが先生の色であったし、先生こそが私にとってのエッフェル塔であった。いつの日か、先生を偲んでフランスを旅したい。先生から譲り受けた白い空と白い紙を携えて。

おわりに

今回はどこからともなく「自由」という言葉が浮かび、タイトルの中にすんなりおさまった。高らかに掲げられ、また踏みにじられ、長い時間の中で使い古されてきた言葉だけれど、いい言葉であることに違いはない。

世界は多くの不自由に満ちているが、書くことくらい、自由であってよい。と思っていたら、村上靖彦氏の『仙人と妄想デートする』(人文書院、二〇一六年)の副題が「看護の現象学と自由の哲学」だったことに気がついた。「看護師は自由の作り方を教えてくれる」と書かれている。

ちなみに本書には二人の村上靖彦氏が登場する。一人は鉄人的エネルギーによって「思春期妄想症」を発掘したベテラン精神科医、一人は前人未到の領域を開拓する天才肌の哲学者である。私はこのお二人に多くを負っている。世代も生活圏も専門領域も異なる二人の同姓同名の人物から一人の人間が等しく大きな影響を受けるということが普通あるだろうか。不思議なご縁と言うほかない。

論文「音楽療法士がきりひらく時空間」の共著者である松田恵理子氏、「正岡子規の「写生」と精神科臨床における記述」の共著者である桑代智子氏、濱田伸哉氏に感謝します。他にも多くの方にお世話になりました。職場の皆さま、学会仲間、研究会仲間の皆さま、星和書店編集部の近藤達哉さん、大変ありがとうございました。
私の自由は皆さまとのご縁のおかげであることを痛感しています。

二〇二〇年三月

杉林　稔

初出一覧

第Ⅰ部　記述する

「音楽療法士がきりひらく時空間」杉林稔、松田恵理子、日本芸術療法学会誌、四七（一）：八〇―九一頁、二〇一六年

「正岡子規の「写生」と精神科臨床における記述」杉林稔、桑代智子、濱田伸哉、日本病跡学雑誌、九〇：九二―九七頁、二〇一五年

「『太陽の塔』と精神科臨床　緊張病性エレメントを超えて」杉林稔、最新精神医学、一九（六）：四八七―四九二頁、二〇一四年

「健康診断にやってくる身体」杉林稔、福岡行動医学誌、二五（一）：九七―一〇二頁、二〇一九年

第Ⅱ部　記述をつかまえる

「臨床が記述を生み、記述が臨床を生む」杉林稔、福岡行動医学誌、二二（一）：五八―六五頁、二〇一五年

「精神科臨床における記述の本領」杉林稔、臨床精神病理、三八（一）：四九―五六頁、二〇一七年
「記述によって開かれる精神療法の展開点」杉林稔、精神療法、四四（三）：三二二―三二八頁、二〇一八年
「精神症状の「記述」ということ」杉林稔、精神科治療学、三四（六）：六二一―六二六頁、二〇一九年
「精神科臨床のツーリズム化と記述の変転」杉林稔、福岡行動医学誌、二三（一）：六七―七三頁、二〇一七年

第Ⅲ部　暦をつかまえる

「アプド・フェストゥムとしての暦時間」杉林稔、臨床精神病理、三八（三）：三二七―三三八頁、二〇一七年
「患者の歴史をめぐって　歴史フェストゥム論と暦時間」書き下ろし
「庄野潤三のサルトグラフィ」杉林稔、日本病跡学雑誌、九八：四六―五四頁、二〇一九年
「統合失調症の健康生成を考える」杉林稔、福岡行動医学雑誌、二四（一）：一七―二二頁、二〇一八年

第Ⅳ部　エッセイ

「愛好する精神」杉林稔、日本病跡学雑誌、八九：二—三頁、二〇一五年
「少し異なる色あいの糸」杉林稔、日本病跡学雑誌、九八：二—三頁、二〇一九年
「見学者の作法と「書く」作法」杉林稔、こころの科学増刊『中井久夫の臨床作法』、一〇八—一一〇頁、二〇一五年
「白い空と白い紙　松本雅彦先生を偲んで」杉林稔、精神医療、八一：四三—五〇頁、二〇一六年

＊本書に登場する症例はどれも現実の患者さんをモデルにしていますが、プライバシー保護のために本質を損なわない範囲で情報を改変しています。

著者略歴

杉林　稔（すぎばやし　みのる）

1962年生まれ。愛仁会高槻病院精神科主任部長・心理室担当部長。

1988年京都府立医科大学医学部卒業、同年神戸大学医学部精神神経科教室に入局。兵庫県立光風病院、関西青少年サナトリューム、神戸大学医学部附属病院精神科勤務を経て、1996年より現職。

専攻は臨床精神医学、精神病理学、総合病院精神医学、病跡学。

著書に『精神科臨床の場所』（みすず書房、2007）、『精神科臨床の星影』（星和書店、2010）、『精神科臨床の足音』（星和書店、2015）。

精神科臨床の自由

2020年4月24日　初版第1刷発行

著　者　杉 林　　稔
発行者　石 澤 雄 司
発行所　株式会社**星　和　書　店**
〒168-0074　東京都杉並区上高井戸1-2-5
電 話　03（3329）0031（営業部）／03（3329）0033（編集部）
FAX　03（5374）7186（営業部）／03（5374）7185（編集部）
http://www.seiwa-pb.co.jp
印刷所　株式会社光邦
製本所　株式会社松岳社

　ISBN978-4-7911-1049-0